■ „Knorpelnährstoffe **fördern den Stoffwechsel des Knorpels.** Dazu zählen Wirkstoffe wie Glucosamin, Kollagenhydrolysat und Chondroitinsulfat."

Elke Schurr,
Senioren Ratgeber, 04.11.2008

■ „Mit anderen Worten: **Glucosamin stärkt die natürlichen Reparaturmechanismen** Ihres Körpers."

Werner Goller,
„Was verschweigt die Schulmedizin?"

■ „Da macht es durchaus Sinn, schon **frühzeitig darauf zu achten,** dass der Körper über genügend Glucosamin verfügt. Gegebenenfalls kann es sinnvoll sein, sich diese Substanz mittels der entsprechenden Präparate zuzuführen."

Dr. Günter Gerhardt
in SWR4 „Fühl-dich-wohl-Woche", Dezember 2007

Schemionek, Dr. Anja
Glucosamin und Chondroitin
Lektorat: Agentur Spu.K, Bonn
© LebensBaum Verlag
in J. Kamphausen Mediengruppe GmbH,
Bielefeld

Projektleitung: Susann Obermeier
Umschlaggestaltung, Innenlayout:
ad department, Bielefeld
Fotos und Abbildungen:
siehe Bildverzeichnis
Druck & Verarbeitung:
unitedprint.com Deutschland GmbH, Radebeul

www. lebensbaum-verlag.de

Bibliografische Information der Deutschen Nationalbibliothek
Die Deutsche Nationalbibliothek verzeichnet diese
Publikation in der Deutschen Nationalbibliografie;
detaillierte bibliografische Daten sind im Internet
über http//dnb.d-nb.de abrufbar.

2. Auflage - 2016

ISBN 978-3-928430-57-9

Dr. Anja Schemionek

Glucosamin
& Chondroitin

Vitalstoffe für gesunde Gelenke

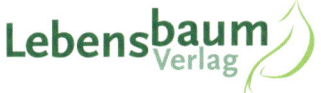
Lebensbaum Verlag

Dr. Anja Schemionek ist Diplom-Biologin und Wissenschaftsredakteurin. Sie arbeitet als freie Autorin, Dozentin und Lektorin vor allem im Themenkreis Gesundheit. Aus persönlicher Überzeugung widmet sie sich ganz besonders den ganzheitlichen und natürlichen Heilmethoden.

Inhalt

Ein wichtiger Hinweis für unsere Leserinnen und Leser:

Bei der Erstellung dieses Buches haben der Verlag und die Autorin intensiv recherchiert und darauf geachtet, dass die genutzten Quellen aktuell und seriös waren. Da die Wissenschaft in ständiger Weiterentwicklung ist, können die in diesem Buch dargestellten Erkenntnisse natürlicherweise nur den Wissensstand zum Recherchezeitpunkt abbilden.

Weiterhin sind alle Angaben im Buch als Informationen und Anregungen zur Unterstützung der Gesundheit zu verstehen. Weder die Autorin noch der Verlag können Angaben machen, die eine Beratung oder Behandlung durch Ärzte oder Heilpraktiker ersetzen. Wenn sich aus der praktischen Umsetzung der in diesem Buch vorgestellten Informationen etwaige Probleme oder Schäden ergeben, können Verlag und Autorin keinerlei Haftung dafür übernehmen. Jede Leserin und jeder Leser sollte in eigener Verantwortung entscheiden, wie mit den Informationen dieser Publikation umzugehen ist.

Nehmen Sie die Warnungen und Hinweise im Text ernst. Sprechen Sie, insbesondere wenn Sie erkrankt sind, mit Ihren Therapeuten über die Anwendung von Glucosamin, Chondroitin, anderen Vitalstoffen für die Beweglichkeit und die hier dargestellten wissenschaftlichen Erkenntnisse.

Die Gelenke – Wunder-werke der Beweglichkeit

Bewegung ist Lebendigkeit! Bei Kindern kann man das besonders gut beobachten: Sie sind ständig in Aktion, hüpfen, rennen, krabbeln, springen … Wenn sie dagegen apathisch und still auf dem Bett sitzen oder liegen, dann sind die Eltern schnell besorgt – und das mit Recht, denn Bewegung ist Ausdruck eines gesunden Lebens und des Wohlfühlens. Es ist schlicht ein ganz normaler und wichtiger Bestand-teil des menschlichen Daseins, auch wenn das heute manchmal gern vergessen wird.

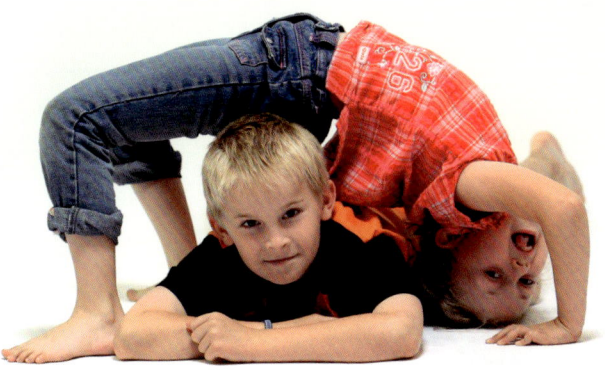

Wenn man sich einmal die Entwicklungsgeschichte des Menschen ansieht, des heutigen *Homo sapiens*, so hat er in seiner „tierischen" Vergangenheit in der Natur immer in Bewegung sein müssen: auf der Pirsch und Jagd oder auf der Flucht, auf der Suche nach pflanzlicher Nahrung oder nach dem nächsten geeigneten Schlafplatz. Fast nichts erreichte der frühe Mensch, wenn er nicht in Bewegung war.

Heute ist das anders. Da liegt man nachts ruhig und geschützt im Bett und kann seine bis zu acht Stunden durchgängigen Schlaf genießen. Man steht auf, um sich bald wieder gemütlich an den Frühstückstisch zu setzen und danach ins Auto, um bequem zur Arbeit zu kommen.

Dort angekommen setzt man sich womöglich wiederum gleich hin: an den Schreibtisch, in die Besprechung oder auch an die Geräte, die man vielleicht zu bedienen hat. Sitzen ist eigentlich die wichtigste „Tätigkeit" des *Homo sapiens* geworden. Statt vielfältige Bewegungen mit Beinen, Armen und Händen, Kopf und Rumpf auszuführen, statt sich selbst und sein Körpergewicht aktiv vorwärts zu bewegen, lässt man sich heute einfach nur noch fallen, fahren oder fliegen.

Doch der menschliche Körper ist immer noch auf seine alte, urzeitliche Lebensweise abgestimmt. Er ist auf viel Bewegung eingerichtet, ja er muss bewegt werden, damit er gesund bleibt. Und dabei sind nicht nur das Herz- Kreislauf-System oder die Verdauung gemeint, die beide durch Bewegung in Schwung gehalten werden müssen, um gesund

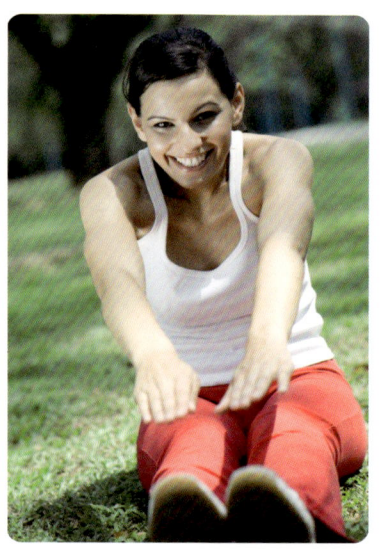

zu bleiben und gut arbeiten zu können. Es geht auch um den Bewegungsapparat selbst. Nur wenn dieser immer wieder gefordert wird, bleibt er gesund!

Zum Bewegungsapparat gehören Muskeln, Knochen und Gelenke. Muskeln sind gesund, wenn sie genutzt werden. Öfter aktiviert, nehmen sie an Umfang zu, sind gut durchblutet und kräftig. Inzwischen wird gesunden Muskeln sogar ein Heilpotenzial bei Krankheiten zugesprochen! Werden Muskeln dagegen kaum benutzt, werden sie dünn und schlapp, und sie sind bei der kleinsten Anstrengung schnell an der Grenze ihrer Leistungsfähigkeit oder sogar schon überfordert.

Knochen sind nur etwas weniger abhängig von Bewegung. Sie haben eine durch spezielle Gefäße sichergestellte Blutversorgung und sind gleichzeitig auch mit ihrem innenliegenden Knochmark an der

Blutbildung beteiligt. Auch Knochen profitieren deutlich, wenn sie regelmäßig durch Bewegung beansprucht werden. Daher ist Bewegung in Kindheit und Jugend ganz besonders wichtig, während sich die Knochen noch neu aufbauen.

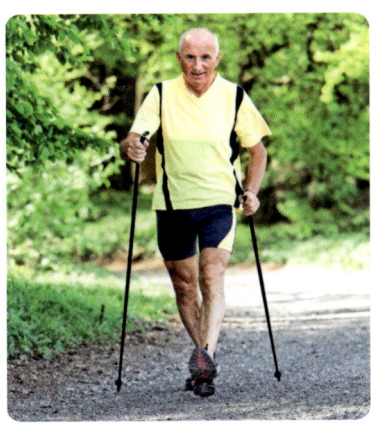

Und auch im Erwachsenenalter und ebenso während der fortgeschrittenen Lebensjahre gewinnen die Knochen durch Bewegung, denn die damit einhergehenden Belastungen regen die Knochen an, sich zu verstärken und damit eine höhere Stabilität aufzubauen. Auch Knochen wollen also gefordert werden!

Und die Gelenke? Wenn man es genau betrachtet, dann sind Gelenke schlicht die Voraussetzung für praktisch jede Bewegung des Körpers. Ohne Gelenke wäre der Mensch steif und zur fast vollständigen Starre verdammt. Es lohnt sich, darüber einmal genauer nachzudenken. Schon wenn nur ein Gelenk nicht richtig benutzt werden kann, weil es zum Beispiel schmerzt oder geschont werden muss, bringt das für den Betroffenen erhebliche Beeinträchtigungen. Wenn es sich dabei womöglich um Gelenke an der Hand oder ein großes Hüftgelenk handelt, dann ist sogar sehr schnell die Lebensqualität eingeschränkt.

Da ist man gerne bereit, etwas zu unternehmen, damit die Gelenke wieder gesund werden. Besser wäre es allerdings, schon vorher etwas zu tun, damit Gelenke gesund bleiben können und man diese massiven Einschränkungen möglichst gar nicht erst erleben und bewältigen muss.

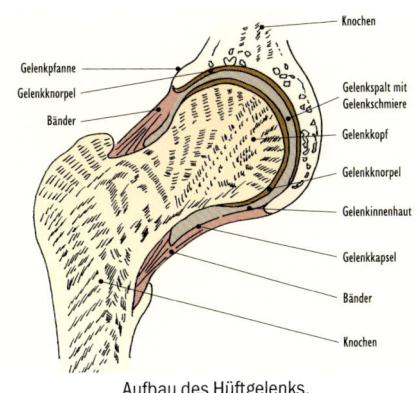

Aufbau des Hüftgelenks.

Was braucht so ein Gelenk, um möglichst lange fit und wendig zu bleiben? Um das zu beantworten, muss man sich erst einmal den Aufbau und die Funktionsweise von Gelenken anschauen. Sie können sehr unterschiedlich gebaut sein und sehr verschiedene Bewegungsmöglichkeiten eröffnen (siehe Exkurs). Doch ihr grundsätzlicher Aufbau ist immer gleich: So treffen an jedem Gelenk zwei unbewegliche Knochen aufeinander. An ihren Enden sind die Knochen meist verdickt oder zumindest in ihrer Form verändert – und zwar gerade so, dass sie ineinander passen, ein bisschen wie Topf und Deckel oder Schlüssel und Schloss. An diesen speziell ausgebildeten Enden der unbeweglichen Knochen sitzt auf beiden Seiten glatter, fester Knorpel. Er soll das eher spröde Knochenmaterial bei der Bewegung vor Abrieb schützen und dafür sorgen, dass die Knochen besser gleiten. Gleichzeitig dämpft er für sie auch jede Bewegung ab. Wer mal auf seine Nase drückt, die aus viel Knorpel besteht, der erfährt, wie weich und gleichzeitig fest dieses Material ist: Knorpel ist stabil, aber auch flexibel. Er kann auf Druck ausweichen, geht aber danach unverändert wieder in seine Form zurück. Dieses Material ist den Anforderungen in einem Gelenk bestens gewachsen! Dennoch wird es von weiteren Gelenkbestandteilen zusätzlich unterstützt. So ist jedes Gelenk von außen von einer stabilen Gelenkkapsel umhüllt, die das gesamte Gebilde zusammenhält und abschließt. Innerhalb dieser Kapsel ist die sogenannte Gelenkhöhle, die in den Gelenkspalt zwischen den beiden knorpelüberzogenen Knochenden übergeht. Diese Höhle ist vollständig mit Gelenkschmiere gefüllt, in der Fachsprache nennt man sie Synovia oder auch Synovialflüssigkeit. Diese ganz besondere Flüssigkeit dämpft Stöße für das Gelenk, verhindert Abrieb an den Knorpeloberflächen, hält das Gelenk schön beweglich und hat noch einige Aufgaben mehr.

Die Gelenke – unübertroffene „Bioscharniere"!

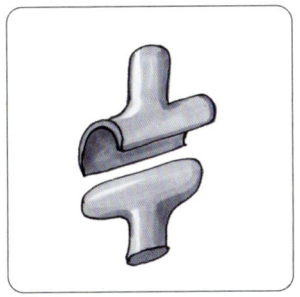
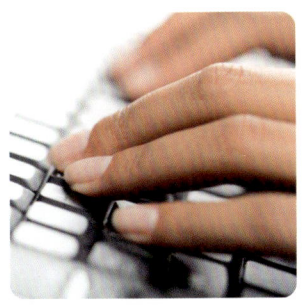

Der Körper hat viele verschiedene Gelenkformen, die jeweils auf bestimmte Bewegungsrichtungen ausgelegt sind. So können zum Beispiel die Finger- und Zehengelenke ausschließlich nur in eine Richtung gebeugt werden, da sie mit **Scharniergelenken** ausgerüstet sind.

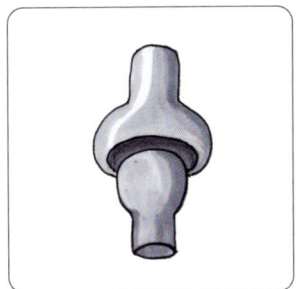
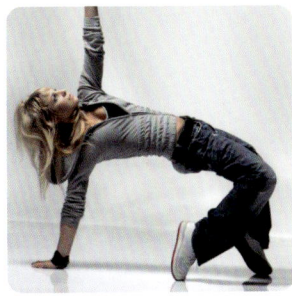

Über **Kugelgelenke** hingegen sind die Finger und Zehen mit Hand- oder Fußteller verbunden, sie lassen zusätzlich in gewissem Rahmen kreisende Bewegungen zu, auch die Hüften und die Schultern haben Kugelgelenke.

Bei den Daumen ist es dagegen wieder etwas anders: Sie können zwar die gleichen Bewegungsrichtungen vollführen, sind dabei aber viel weniger eingeschränkt, da sie über **Sattelgelenke** mit den Handflächen zusammenhängen.

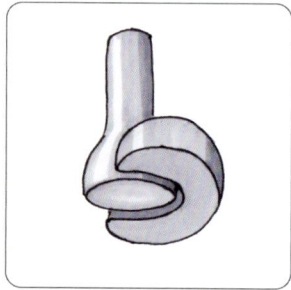
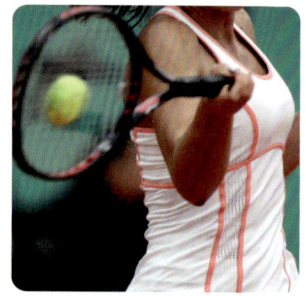

In den Unterarmen liegt noch eine andere Gelenkform vor: Damit die Hand in verschiedene Richtungen gedreht werden kann, sind die Unterarmknochen Elle und Speiche an ihren beiden Enden jeweils über **Zapfengelenke** verbunden.

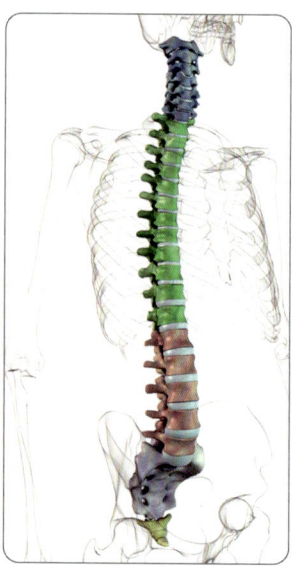

In der Wirbelsäule kommen drei verschiedene Gelenkarten vor: die **Eigelenke**, die in der sehr beweglichen Halswirbelsäule stecken, die **Bandscheiben** und die **planen Gelenke**, die zwischen den Brust- und Lendenwirbeln kleine Gleitbewegungen zulassen und die **unbeweglichen Gelenke** des Kreuzbeins, die ihre Beweglichkeit im Laufe der Entwicklung des Menschen verloren haben. In diesen Gelenken gibt es keinen Gelenkspalt mehr und sie sind dazu da, möglichst keine Bewegung mehr zuzulassen.

Die **Kniegelenke** sind in mehrfacher Hinsicht Besonderheiten: Sie sind die größten Gelenke des menschlichen Körpers und gleichzeitig auch die am stärksten belasteten. Sie enthalten neben der Verbindung zwischen Unter- und

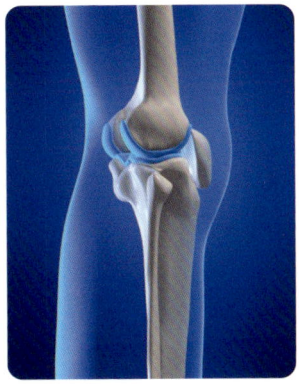 Oberschenkel auch noch die Kniescheibe und das Gelenk zwischen Schien- und Wadenbein, vergleichbar den Zapfengelenken zwischen Elle und Speiche im Unterarm. Daher ist ein Knie eine Misch- und Sonderform eines Gelen- kes. Das merkt man auch an den vielen Richtungen, in die man seine Knie normalerweise bewegen kann.

Es liegt nahe, die menschlichen Gelenke mit mechanischen Gelenken von Maschinen zu vergleichen. Doch man muss sehen, dass solche technischen Scharniere dieser Gegenüberstellung eigentlich gar nicht standhalten: Die biologischen Gelenke sind einfach deutlich länger haltbar, sie sind stärker belastbar, weniger störanfällig, und vor allem sind sie im Dauergebrauch schlicht unschlagbar. Mal ehrlich, welches technische Scharnier hält achtzig bis neunzig Jahre durch, wenn es tagtäglich immer wieder in Anspruch genommen wird?

Natürlich trifft das nicht auf jedes menschliche Gelenk zu. Man denke nur daran, wie viele Menschen es gibt, die mit Knie-, Hüft- oder Band- scheibenproblemen geschlagen sind. Doch haben diese Probleme immer etwas mit falscher Benutzung, Überbelastungen, gar Unfällen oder mit „Pflegefehlern" zu tun. Im letzten Fall hat die Versorgung der betroffenen Gelenke Lücken gehabt. Denn das Geheimnis hinter der enormen Leistungsfähigkeit der Gelenke heißt gute Pflege! Das ist es, was sie von den technischen Errungenschaften so deutlich unter- scheidet. Der Körper ist in der Lage, seine Gelenke ständig von innen zu versorgen. Und wie gut diese Pflege ist, das hängt natürlich davon ab, wie gut der Körper selbst ernährt ist, wie gut er spezielle Gelenk- pflegestoffe erzeugen kann und wie gut diese Stoffe dann auch tatsächlich das Gelenk erreichen. Viele Möglichkeiten, wo etwas schieflaufen kann!

Wie Gelenkpflege richtig funktioniert

Wenn man etwas für seine Gelenke tun will, damit sie möglichst lange gesund bleiben und gut funktionieren, dann muss man zuerst wissen, was ein Gelenk im Einzelnen alles braucht für die ganz natürliche Pflege seiner vielen Bestandteile. Denn wenn man dem Körper die richtigen „Pflegemittel" zur Verfügung stellt, dann bringt er sie schon ganz von selbst an die richtigen Stellen im Gelenk – wenn man ihn lässt. Und das ist Punkt eins in der Merkliste der Gelenkpflege: Man muss dem Körper die Gelegenheit bieten, dass er seine Gelenke versorgen kann. Denn ganz von allein läuft das leider nicht. Es ist nicht wie zum Beispiel bei den inneren Organen des Körpers, die alle gut mit Gefäßen durchzogen sind und durch die der Körper tagtäglich frisches, nährstoffreiches Blut hindurchpumpt, damit es den Organen an nichts fehlt. Gelenke haben keine Gefäße! Und das ist von der Natur auch gut gemacht, denn Adern in Gelenken wären hochgefährdet, bei der häufigen Bewegung kaputtzugehen und die Gelenke durch Blutungen womöglich zu schädigen.

Also muss der Körper an dieser Stelle auf eine andere Versorgungsart als die Durchblutung zurückgreifen. Und die basiert genau auf dem, was Gelenke tun sollen – sich bewegen! Denn nur durch die Bewegung von Gelenken wird die in der Gelenkhöhle und vor allen die im Gelenkspalt liegende Synovialflüssigkeit kräftig durchmischt und unter Druck gesetzt. Sie fließt innerhalb der Gelenkhöhle hin und her und wird durch den Druck zugleich in den Knorpel hineingepresst. So gelangt zum Beispiel die Synovia, die vorher im Gelenkspalt war, in die äußeren Teile der Gelenkhöhle und dort bis an die Kapselwand. Und auch umgekehrt bewegt sich die Synovia von der Kapselwand in den Spalt hinein. Das Wichtge ist: Die innere Kapselwand ist mit Blutgefäßen durchzogen, hier sind die Nährstoffe, die das Gelenk haben will! Diese innerste Schicht der Gelenkkapsel ist es auch, die die Synovia bildet. Hier findet also der Austausch statt, der Nährstoffe in das Gelenk bringt. Doch das passiert eben nur, wenn die Synovia durch Bewegung gut durchmischt wird. Sonst wird von diesen

Kapselzellen fleißig frische Gelenkschmiere gebildet, aber sie kommt von der inneren Kapselwand nicht weg, weil das Gelenk nicht bewegt wird. Dann kann auch keine frische Synovia in den Knorpel gepresst werden, obwohl der ständig frische Nährstoffe braucht. Er „verhungert" buchstäblich! Er wird mehr abgenutzt, als die bei ihm abgestandene, alte Synovia an neuen Baustoffen liefern kann. Er wird schmaler, wird brüchig und kann seinen Dienst nicht mehr tun. Und leider kommt es noch schlimmer: Der Knorpel produziert ständig Abrieb und „Stoffwechselmüll". Normalerweise werden diese Abfallprodukte ebenfalls bei der Durchmischung der Synovia bei

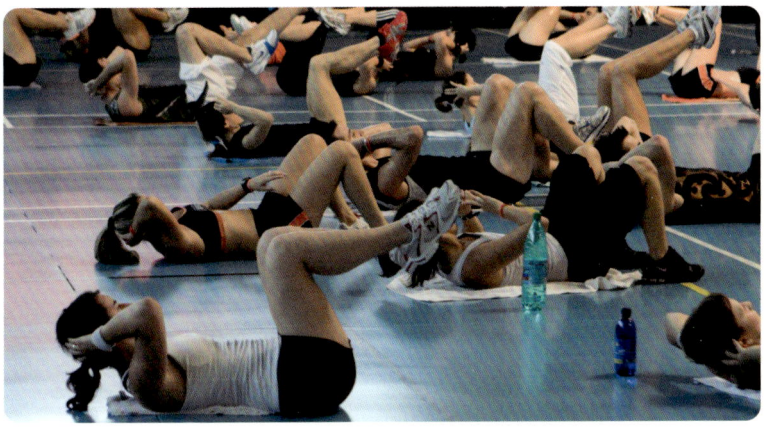

Bewegung nach außen „weggespült". Gibt es jedoch keine ausreichende Bewegung, bleiben diese Stoffe im Gelenkspalt liegen. Und sie fangen mit der Zeit an, Probleme zu bereiten. Vielleicht sorgen sie sogar für noch mehr Abrieb am Gelenkknorpel oder führen im schlimmsten Fall sogar zu Entzündungen! All das kann jeder Mensch verhindern, wenn er seine Gelenke jeden Tag immer wieder bewegt!

2 Jeder will fitte Gelenke – auch im Alter!

Wenn ein Mensch älter wird, verändern sich viele Dinge in seinem Körper. Auch an den Gelenken tut sich etwas, das ist ganz normal. Es beginnt meist schon in den Dreißiger-Lebensjahren und verstärkt sich mit der Zeit immer mehr, so knacken die „Bioscharniere" zum Beispiel

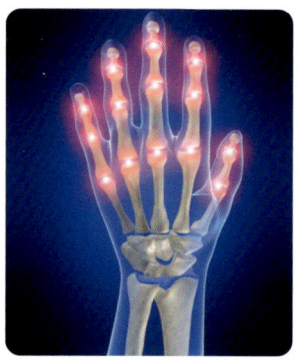

häufiger oder knirschen sogar manchmal. Ersteres ist ganz normal und sehr wahrscheinlich risikolos. Forscher vermuten hinter diesen Knack-Geräuschen das Entweichen von Luft, die sich in der Synovia zu Blasen gesammelt hat. Gesichert sind diese Erkenntnisse jedoch nicht. Ein Zusammenhang zwischen Knackgeräuschen und ernsten Gelenkproblemen hat aber bisher noch niemand herstellen können.

Etwas anders sieht das mit den knirschenden „Lautäußerungen" von Gelenken aus. Die können schon auf einen erhöhten Abrieb des Knorpels oder auf Ablagerungen anderer Art im Gelenk hinweisen. Man sollte bei solchen Geräuschen vermehrt auf die Gelenkgesundheit achten! Wenn die Gelenke beginnen, wehzutun oder andere Anzeichen von ernsthaften Erkrankungen zeigen, sollte unbedingt ein/e Arzt/Ärztin aufgesucht werden.

Ein gewisser Verschleiß in den Gelenken ist aber völlig normal, erst wenn es darüber hinausgeht und zu Schmerzen und Bewegungseinschränkungen kommt, dann muss schnellstmöglich etwas getan werden. Die wichtigsten Gelenkerkrankungen, die mit steigendem Lebensalter vermehrt auftreten, sind die Arthrose und die gefürchtete Osteoporose.

Die **Arthrose** ist inzwischen die häufigste Ursache, warum Menschen eine allgemeinmedizinische Praxis aufsuchen. Und dabei ist in den meisten Fällen das Knie- oder das Hüftgelenk betroffen. Arthrosen entstehen durch Überbelastung und darauffolgende Schwellungen, Blutungen und Entzündungen in den Gelenken oder durch einen mehr als üblichen Verschleiß der Gelenkbestandteile durch einen überdurchschnittlichen Verlust an Synovia ohne einen ausreichenden Nachschub. Hier ist es zum Glück möglich, Vorsorge zu treffen: Durch eine optimale Gelenkernährung und -pflege! Auch wenn schon Schmerzen aufgetreten sind, sollte man mit der/m betreuenden Ärztin/Arzt besprechen, ob und welche gelenkpflegenden Maßnahmen in die Therapie mit aufgenommen werden können. Normalerweise bekommen die Betroffenen Schmerzmittel und unterstützende Maßnahmen wie Krankengymnastik, Wärme- und Kälteanwendungen und in schlimmen Fällen Gehhilfen. Eine weitere Maßnahme, die zwar über einige Zeit wirken kann, aber dennoch nur die Symptome behandelt, ist das Spritzen von „Ersatzgelenkschmiere" direkt in den betroffenen Gelenkspalt. Dadurch wird kurzfristig die echte Synovia vermehrt und die Bewegungsbelastung kann wieder besser abgedämpft werden. Leider ist diese Behandlung recht teuer. Es werden meist drei bis sieben Spritzen benötigt und die Zeit der Beschwerdefreiheit ist je nach Belastung des Gelenkes manchmal nur von recht kurzer Dauer.

Arthritis

Die **Arthritis** (auch Polyarthritis oder rheumatoide Arthritis genannt) ist eine völlig andere Erkrankung als die Arthrose, obwohl die Symptome ähnlich aussehen können. Arthritis hat ihre Ursache in der Entzündung und der darausfolgenden Zerstörung von Gelenken. Sie gehört zu den rheumatischen Erkrankungen (siehe Exkurs) und benötigt eine völlig andere Behandlung als die Arthrose. Arthritis ist eine Erkrankung, die bereits sehr junge Leute treffen kann.

Die **Osteoporose** ist umgangssprachlich der sogenannte Knochenschwund, was den Verlauf der Krankheit auch schon etwas beschreibt: Die Knochen verlieren zunehmend an Substanz und werden mit der Zeit immer instabiler. Gemessen werden kann das mit der Knochendichtebestimmung. Die Knochen werden immer spröder und poröser. Wenn sie dann eine gewisse Menge an Material verloren haben, brechen sie leicht. Die Osteoporose ist der Hintergrund des „Witwenbuckels", der manchmal bei älteren Frauen zu beobachten ist. Hier sind die ebenfalls spröde und löchrig werdenden Wirbel im Rücken häufig gebrochen und verursachen so eine immer tiefer gehende und sehr schmerzhafte, dauerhafte Beugung des Rückens. Die Ursachen dieser Erkrankung sind vielfältig. Besonders Frauen nach den Wechseljahren sind betroffen. In den fortpflanzungsfähigen

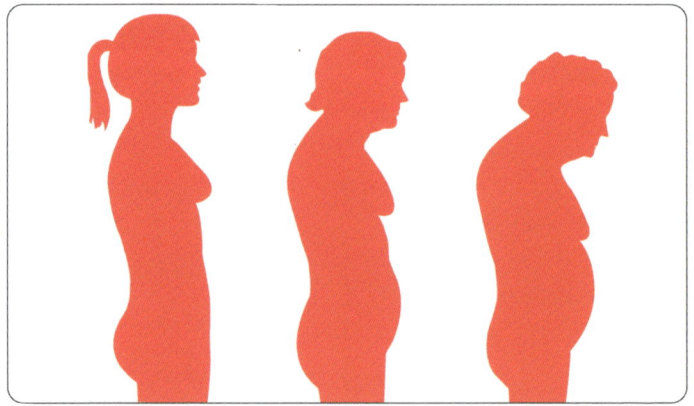

Die Entwicklung des "Witwenbuckels" über Jahrzehnte

Jahren üben die Östrogene eine Schutzwirkung auf die Knochen aus. Sinkt der Östrogenspiegel, kommt es zu einem schnelleren Abbau des Knochengewebes. Doch im höheren Lebensalter sind auch immer häufiger Männer von dieser Erkrankung betroffen. Wissenschaftler vermuten den weitverbreiteten Bewegungsmangel als Ursache.

Denn regelmäßige Bewegung ist eine wichtige Möglichkeit, dieser Erkrankung vorzubeugen, da die Stabilität und Festigkeit des Knochengewebes dadurch generell gefördert wird. Bewegung sollte deshalb an erster Stelle stehen, wenn jemand seinen Knochen etwas Gutes tun will. Eine weitere Chance zur Prävention gegen den

Knochenschwund liegt in der Ernährung. Hier sind Calcium und Vitamin D als die wichtigsten Vitalstoffe anzusehen, die einen deutlich positiven Einfluss auf die Knochengesundheit haben. Somit kann eine gute Versorgung mit diesen Stoffen auch als eine Vorbeugemaßnahme gegen diese Krankheit bezeichnet werden. Tatsächlich zeigen viele Studien, dass die drei genannten Faktoren deutliche Verbesserungen bringen, sogar dann noch, wenn die Krankheit bereits nachgewiesen wurde.

Doch Calcium und auch Vitamin D werden in der heute üblichen Ernährung (fleischreich, arm an Gemüse) häufig nicht in den notwendigen Mengen aufgenommen. Gute Calciumquellen sind Milchprodukte, besonders Hartkäse, und einige Grüngemüse. Wer diese Lebensmittel nicht in ausreichender Menge isst, dem sei geraten, seine Calcium-Lücken, die dann höchstwahrscheinlich entstehen, mit einem passenden Nahrungsergänzungsmittel, das am besten sowohl Calcium als auch Vitamin D enthält, auszugleichen. Denn auch Lebensmittel, die reich an Vitamin D sind, kommen heutzutage kaum mehr auf den Tisch: Lediglich bestimmte Fische (Hering, Lachs, Aal, Sardinen) und Lebertran sowie manche Innereien kann man als gute Vitamin-D-Lieferanten bezeichnen. Mal ehrlich: Da bleibt fast keine andere Wahl als seinen Vitamin-D-Haushalt mit Sonnenlicht und einem Nahrungsergänzungsmittel aufzubessern, oder?

Zwei ganz spezielle Gelenkfälle

Schmerzen in Gelenken können die Anzeichen für sehr ernste Erkrankungen sein, die unbedingt behandelt werden müssen. Dabei kommt es in den beiden unten genannten Fällen darauf an, die Erkrankungen so früh wie möglich zu diagnostizieren, damit sie richtig behandelt und in ihrem Fortschreiten gebremst werden können:

1. Rheuma

Rheuma ist eine eher volkstümliche Bezeichnung für eigentlich ganz viele Erkrankungen, die unter diesem Begriff zusammengefasst werden. Daher werden sie von medizinischen Fachleiten auch richtiger als „Erkrankungen des rheumatischen Formenkreises" bezeichnet. Auch Arthrose, die Verschleißkrankheit, wird im Allgemeinen dazu gezählt.

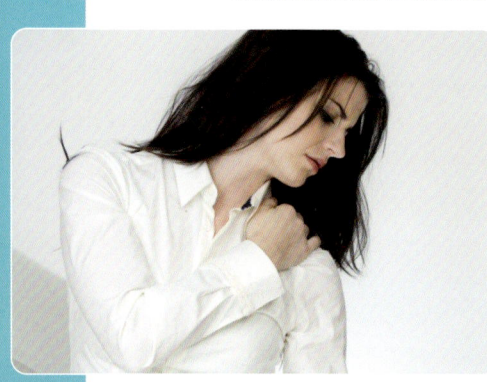

Bei vielen anderen Formen dieser Krankheitsgruppe steht allerdings nicht Verschleiß oder Gelenküberlastungen im Vordergrund, sondern eine Immunsystemreaktion, die sich gegen körpereigene Substanzen richtet. Diese können zum Beispiel das Bindegewebe (Knorpel, Sehnen, Bänder, aber auch das „Füllgewebe" in Organen) oder die Blutgefäße angreifen und auf lange Sicht zerstören. Meist spielt bei diesen rheumatischen Erkrankungen die Entzündung eine große Rolle. Anders als bei einem normalen Entzündungsprozess, der zum Beispiel die Heilung einer Wunde zum Ziel hat und dem Körper beim Gesundwerden hilft, produzieren diese rheumatischen Entzündungen „innere Wunden" und zerstören gesundes Gewebe. Diese Krankheiten werden von vielerlei Einflüssen mitbestimmt, doch die eigentliche Ursache dieser „Verwirrung des Immunsystems" ist trotz intensiver Forschung immer noch unbekannt. Um das Fortschreiten der Krankheit zu bremsen, sind unbedingt Spezialisten gefragt! Nur wenn auf vielfältige

Weise therapiert wird, kann dem bösen Treiben des Immunsystems etwas entgegengesetzt werden.

Dabei sind es ganz und gar nicht nur ältere Leute, die von rheumatischen Erkrankungen betroffen sind. Auch junge Menschen und sogar Kinder kämpfen schon mit diesen ungesunden Entzündungen. Sie müssen ihr Leben in vielerlei Hinsicht auf ihre Erkrankung mit vielen Auf und Abs, Schmerzen, Arzt- und Krankenhausbesuchen einrichten.

2. Gicht

Gicht wird ebenso zu den Erkrankungen des rheumatischen Formenkreises gezählt. Auch an dieser Erkrankung sind Entzündungen beteiligt. Jedoch ist eine bestimmte Ursache auslösend: Harnsäure, die durch eine Stoffwechselstörung verstärkt gebildet und in der Niere nicht ausreichend abgebaut und ausgeschieden wird, sondern sich stattdessen in der Synovia der Gelenke als Kristalle ablagert. Einerseits kann die Gicht bei genetisch vorbelasteten Menschen ausbrechen (dann können die Patienten auch jüngeren Alters sein), oder aber ein Lebensstil mit einer falschen Ernährung, die viel Harnsäure im Körper entstehen lässt (viel von sogenannten purinreichen Lebensmitteln, siehe Tabelle S. 22), mit viel Alkohol sowie Übergewicht oder auch die Einnahme 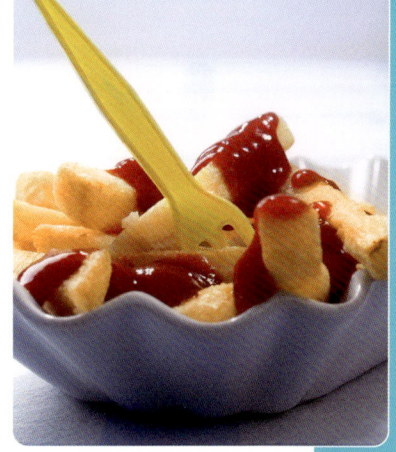 bestimmter Medikamente kann zu der Entstehung einer Gicht im fortschreitenden Alter führen.

Häufige Gichtanfälle „durchlöchern" die Knochenenden im Gelenk und langfristig kommt es zu einer starken Verformung, sodass das Gelenk irgendwann so gut wie nicht mehr bewegt werden kann.

Auch bei dieser natürlich sehr schmerzhaften Krankheit ist die ärztliche Behandlung mit verschiedenen Medikamenten unumgänglich. Doch die Patienten können durch Veränderungen ihres Lebensstils und vor allem ihrer Ernährung selbst viel dazu beitragen, dass es ihnen besser geht. Werden purinreiche Lebensmittel nur selten und wenig oder gar nicht gegessen, kann die Harnsäure im Körper und in den Gelenken vermindert werden.

Eine normale Portion der folgenden Lebensmittel hat einen		
hohen Puringehalt	**mittleren Puringehalt**	**geringen Puringehalt**
Fleisch und Fleischerzeugnisse	Artischocken	Brot und Backwaren
Innereien	Champignons	Kartoffeln
Fisch	Soja-Tofu	Gemüse (Ausnahmen: siehe mittlere Spalte)
Erbsen	Spinat	Obst
	Schwarzwurzeln	Obst- und Gemüsesäfte
	Hülsenfrüchte	Eier
	Hafer und Haferflocken	Milch und Milchprodukte
	Bier	alkoholfreies Bier

Quelle: Bundeslebensmittelschlüssel, Berlin 1999

Was den Gelenken zu schaffen macht

Es gibt einige Dinge, die man vermeiden sollte, wenn man seine Gelenke nicht unnötig belasten will. Natürlich muss hier an erster Stelle wieder die **Bewegungslosigkeit** genannt werden. Und nicht nur das gemütliche, stundenlange Sitzen auf dem Sofa oder das endlose Liegen am Strand ist da gemeint. Dass Bewegung nottut, sollte auch bedacht werden, wenn Gelenke aus irgendwelchen Gründen wehtun und man sie am liebsten gar nicht mehr benutzen möchte. Das kann fatale Folgen haben: Zuerst verkürzen sich die mit dem Gelenk verbundenen Muskeln und Sehnen und schließlich versteift das Gelenk selbst mehr und mehr. Man sollte also, wenn ein Gelenk schmerzt, nicht lange warten und baldmöglichst eine/n Fachärztin/-arzt aufsuchen und den Grund des Schmerzes suchen – und wenn möglich beseitigen. Bis dahin gilt: Keinesfalls eine absolute Schonung des Gelenkes, schon gar nicht über längere Zeiträume, sondern immer vorsichtig für ein bisschen Bewegung sorgen. Vermutlich wird der/die Arzt/Ärztin sogar eine passende Bewegungstherapie bei entsprechend ausgebildeten Physiotherapeuten anordnen.

Bei Bettlägerigen ist die **Bewegungsarmut** natürlich ein besonders großes Problem. Dabei geht es nicht um ein paar Tage Bettruhe bei einem Infekt oder vergleichbare Zeiträume. Kritisch wird es, wenn die Bewegungslosigkeit länger anhält. Die Kranken sollten im Rahmen ihrer Möglichkeiten immer ein bisschen zu Bewegungen animiert werden. Wenn der Kranke zu schwach für eigene Bewegungen ist, dann kann die passive Bewegung von Gelenken durch die Pflegenden ein Ausweg sein.

Allerdings darf der Aufruf zu mehr Bewegung keinesfalls falsch gedeutet werden: **Zu viel Bewegung** ist nämlich auch nicht gesund für die Gelenke! Leistungssportler können ein Lied davon singen und das ist kein schönes! Beim Leistungssport ist nicht nur die Bewegung sowie ihre Dauer und Häufigkeit ein Problem, sondern auch die oft zusätzliche Belastung mit Gewichten, die Ausreizung der Bewegungs-

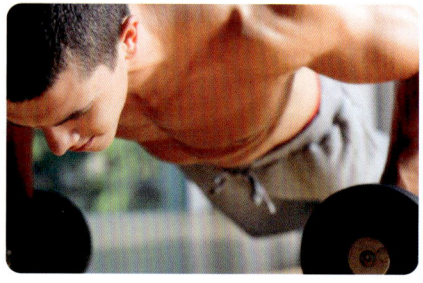

grenzen eines Gelenkes (Gymnastik) und weitere grenzwertige Belastungen, in die Sportler in recht jungen Jahren hineingehen. Nicht selten büßen sie im etwas fortgeschrittenen Alter die extremen Belastungen durch Gelenkbeschwerden.

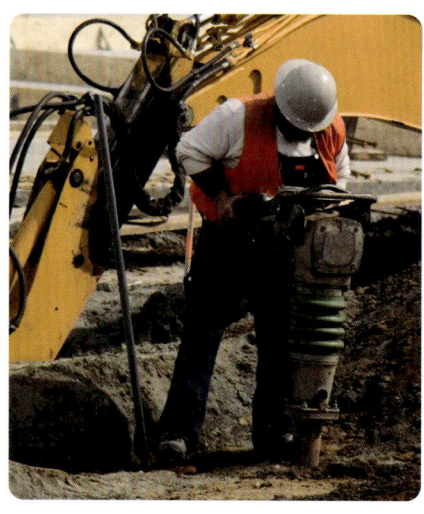

Im normalen Alltag kann es aber auch schon zu vielen **Überforderungssituationen** für Gelenke kommen. Zu schweres und zu häufiges Tragen und Heben oder auch die falsche Technik in diesen Situationen können negative Folgen haben. Wer bei seiner Arbeit immer gleiche und einseitige Bewegungen macht, genauso wie Schwerstarbeiter, Bauarbeiter oder ähnliche Berufsgruppen, die oft an ihre körperlichen Grenzen gehen, der muss leider damit rechnen, dass seine überbeanspruchten Gelenke eines Tages streiken werden.

Für alle Menschen gilt, dass das goldene Mittelmaß richtig ist! Keine zu langen Ruhepausen und keine Überforderung. Wer lernt, die Signale seines Körpers richtig zu deuten und auch darauf hört, hat das richtige Maß schon gefunden.

Das Stichwort „Zu schweres Tragen" führt direkt zum nächsten Faktor, der den Gelenken viel zu schaffen macht: **Übergewicht**. Damit sind nicht ein paar Pfunde mehr auf den Hüften oder am Bauch gemeint. Doch bei einem deutlichen Zuviel an Kilos ist mit einem äußerst negativen Effekt für die Gelenke sicher zu rechnen. Zuerst merkt man es meist an den Knien, nicht selten melden sich ebenso die Hüften sehr schnell, und auch die doch sehr stabilen Fußgelenke können irgendwann auf unangenehme Art und Weise auf sich aufmerksam machen. Und das Problem dabei sind nicht nur die Schmerzen. Ein großer Nachteil ist auch die Reaktion, die die meisten Übergewichtigen auf diese „Lautäußerungen" ihres Körpers zeigen: Sie bewegen sich noch weniger als vorher. Dabei wäre vorsichtige, moderate Bewegung für sie das A & O, um langsam eine Verbesserung ihrer Gesamtsituation erreichen zu können. Doch leider verharren viele in dem ungesunden Teufelskreis aus Übergewicht und Bewegungslosigkeit!

Und ein weiterer, sehr wichtiger Einflussfaktor auf die Gelenke ist eine falsche Ernährung. Die heute übliche Ernährung mit einem hohen Anteil an Eiweiß (Fleisch und Milchprodukte), gesättigten Fetten (tierische und gehärtete Fette), Salz und Zucker ist leider falsch. Dass auch der hohe Konsum von Nikotin, Koffein, Cola-Getränken und Alkohol nicht knochengesund ist, überrascht wohl niemanden. Besser ist es, die Qualität der Ernährung durch einen hohen Anteil an Gemüse und Obst anzuheben, seltener Fleisch, sondern eher Fisch (am besten Kaltwasserfisch) zu essen und die oben genannten „Genussgifte" möglichst zu meiden. Im Hinblick auf die Ernährung lässt sich aber noch deutlich mehr für die Gelenke tun. Wie wissenschaftliche Forschungen seit einigen Jahren belegen, kann man seinem Körper sehr wirksame Gelenknährstoffe und Vitalstoffe zuführen, die nachweislich den Knorpel schützen und pflegen.

4 Glucosamin & Chondroitin – dem Knorpel geben, was er braucht

Knorpel ist ein hochinteressantes Gewebe. Sein Hauptbestandteil ist Wasser mit etwa siebzig bis achtzig Prozent. Darin sind Proteine (Eiweiße), vor allem Kollagen, und die sogenannten Glucosaminglycane (GAG), Hyaluronsäure und Chondroitin zu finden (siehe Exkurs Seite 28).

Inhaltsstoffe des gesunden Knorpels

- Wasser
- Proteine (Eiweiße), vor allem Kollagen
- Glucosaminglycane (Hyaluronsäure, Chondroitin und weitere)
- Lipide
- Synoviaanteile

Doch Moment, wo sind denn hier die Zellen, die eigentlich alles im Körper ausmachen? Die nehmen beim Knorpel nur ein bis höchstens fünf Prozent ein und liegen außerdem einzeln verstreut in dem wasserhaltigen Material des Gelenkknorpels, der sogenannten Knorpelmatrix. Das ist eine echte Besonderheit im menschlichen Körper – und gleichzeitig auch eine große Schwierigkeit. Wenn es nämlich zu einer Verletzung am Knorpel kommt, dann gibt es aufgrund der wenigen Zellen und der fehlenden Blutgefäße kaum Möglichkeiten, dass die Verletzung richtig heilen kann und danach alles wieder so ist wie vorher. Wo soll das Material zur Heilung auch herkommen?

Im Knorpel von jungen Menschen ist die Lage noch ein wenig anders, hier kann eine echte Regeneration stattfinden, denn der Knorpel ist im Wachstum und das bedeutet, das er noch Verbindung zu teilungsfähigen Zellen des Knochens hat. Doch später im Leben ist das nicht mehr so einfach möglich. Dann sind nur noch ein paar einzelne Zellen im Knorpel vorhanden. Kein teilungsfähiges Gewebe kann mehr nachwachsen. Die Knorpelzellen sind eigentlich voll und ganz damit beschäftigt, die Matrix mit all ihren Inhaltsstoffen zu produzieren und gesund zu erhalten. Und tatsächlich tun sie genau das, wenn der Knorpel ernsthaft verletzt wird: Sie werden noch aktiver und produzieren mehr Knorpelmatrix, mit der die Verletzung aufgefüllt wird. Diese Reaktion ist ein wichtiger Schutz für die verletzte Region, damit sich der Schaden nicht ausweiten kann. Doch es handelt sich hierbei leider nicht um vollwertiges Knorpelgewebe, denn es fehlen die Zellen und deren ganz spezielle Art der Einbettung in die Knorpelmatrix. Der Knorpel kann also nur noch „geflickt" werden. „Originales" Knorpelgewebe neu bilden, um tatsächlich zu heilen, das kann im Gelenk eines erwachsenen Menschen leider nicht mehr passieren.

Da dem Knorpel, wie schon erwähnt, die direkte Blutversorgung fehlt, ist die Synovia seine Ernährerin. Das ist eine dickflüssige, schleimige Flüssigkeit und sie muss alles enthalten, was der Knorpel für seine Gesundheit braucht. Am besten, man schaut sich also die Synovia eines gesunden Gelenkes an, dann weiß man, was die Natur für sie vorsieht.

Sie enthält viele Proteine (Eiweiße), Fette und auch Kohlenhydrate. Daneben trägt sie Vitamine, Mineralien und Spurenelemente in sich sowie Abwehrzellen des Immunsystems und – nicht zu vergessen –

Inhaltstoffe der gesunden Synovia

- Wasser (etwa 94 %)
- kleine Proteine (Eiweiße)
- Glucosaminglycane (Hyaluronsäure, Chondroitin)
- Lipide (Fette)
- Zelltrümmer
- Abwehrzellen

Andere kleine, im Blut gelöste Bestandteile:
- Vitalstoffe (Vitamine, Mineralstoffe, Spurenelemente, Proteinbausteine)
- Sauerstoff
- Glucose (Zucker)
- Laktat (Milchsäure)
- Botenstoffe (Zytokine und andere)

die besonderen Gelenknährstoffe, die speziell in den inneren Zellen der Gelenkkapsel gebildet werden: die Hyaluronsäure und das Chondroitin, die sogenannten Glucosaminglycane (kurz: GAG).

Durch Erkrankungen oder Entzündungen im Gelenk kann sich die Zusammensetzung der Synovia verändern. Diese Abweichungen von den Normalwerten werden zur Diagnose von Krankheiten genutzt.

Auch mit fortschreitendem Alter wird die Synovia anders, denn der ältere Körper kann seine Stoffwechselleistungen einfach nicht mehr so gut durchführen wie in jüngeren Jahren. Das zeigt sich auch an der Produktionskraft der inneren Gelenkkapsel. Das ist besonders fatal für das Gelenk, wenn es die wichtigen Gelenknährstoffe GAG betrifft. Wenn diese nur noch in geringen Mengen dort vorliegen, dann beginnt der Knorpel fast zwangsläufig zu „hungern".

Vergleicht man die Inhaltsstoffe von Knorpel und Synovia, dann fällt auf, dass ihre wichtigsten Bestandteile fast identisch sind. Und doch unterscheiden sie sich: Zuerst einmal ist der Wassergehalt in der Synovia höher, was nur natürlich ist, denn sie soll ja innerhalb der Gelenkkapsel gut hin- und herfließen können. Doch auch die GAG sind anders: Sie liegen in der Synovia frei vor, im Knorpel sind sie an Proteine gebunden. Und das ist ein sehr großer Unterschied, denn so erhält der Knorpel seine einzigartige Struktur. Dafür geht von bestimmten Proteinen ein „Startsignal" aus, woraufhin die GAG Hyaluronsäure und Chondroitin sich daran binden und bürsten-ähnliche Strukturen bilden. Schließlich gehen diese „Bürsten" noch untereinander Verbindungen ein und so entstehen engmaschige, feste Netze im Knorpel. Durch diese Netze erhält das Gelenkmaterial seine einmaligen Eigenschaften, die für die Bewegung des Menschen so wichtig sind: flexibel, fest und zäh zugleich muss ein Knorpel sein! Dank der besonderen GAG ist das kein Problem.

Glucosaminglycane (GAG) – was ist das?

Glucosaminglycane (GAG) sind meist Abkömmlinge des Ein-fachzuckers Glucose, den jeder Mensch als Traubenzucker kennt. Doch hat sich dieser Traubenzucker in zweifacher Hinsicht verändert:

Erstens hat er zusätzlichen Stickstoff gebunden, dadurch heißt er nun nicht mehr Glucose, sondern Glucosamin.

Zweitens bildet er lange Ketten (sogenannte Poly-saccharide – da GAG schleimbildend sind, werden sie auch Mucopolysaccharide genannt), indem er sich immer abwechselnd mit einem bestimmten anderen Zuckerstoff verbindet.

Durch diese Veränderungen sind auch die Eigenschaften der GAG ganz anders als die des Traubenzuckers: In Wasser aufgelöst sind sie nicht klebrig und süß wie eine Zucker-lösung, sondern die GAG bilden einen voluminösen Schleim, der die Gelenkschmiere zu einem guten Gleitmittel und Stoßdämpfer macht.

In Glucosaminglycanen hängen immer zwei glucoseähnliche Stoffe abwechselnd aneinander und das ganz oft (n=Zahl), hier das Beispiel Hyaluronsäure.

Die GAG **Hyaluronsäure** ist der wichtigste Bestandteil von Knorpel und Synovia. Sie besteht zu 50 % aus Gluco-samin, das abwechselnd mit der sogenannten Glucoron-säure (ebenso ein Abkömmling der Glucose) eine Kette gebildet hat. Die Kettenlänge variiert dabei und spielt für die Zähflüssigkeit der Synovia eine Rolle: Je länger die Ketten der Hyaluronsäure sind, desto zähflüssiger ist die Gelenkschmie-re. Allerdings kommt es durch Genlenkbewegungen zu Umlagerungen in der Hyaluronsäure: Nach Druck und Bewegung wird diese GAG kurzkettiger, die Synovia daher dünnflüssiger und der Stoffaustausch mit dem Knorpel kann leichter stattfinden. Noch ein Beleg dafür, wie wichtig Bewegung für die Ernährung der Gelenke ist!

Die Hyaluronsäure der Synovia wird von den Zellen der innersten Gelenkkapselschicht gebildet. Diese Schicht ist gut mit Blutgefäßen durchzogen und bekommt also alle notwendigen Bausteine über das frische Blut geliefert. So gelangt auch das Glucosamin in diese Zellen. Allerdings nur, wenn diese Bestandteile auch im Blut vorliegen. Und das ist einerseits von der Syntheseleistung der Zellen und des Körpers allgemein abhängig, aber andererseits spielt auch die tagtägliche Ernährung des Menschen in diese Syntheseleistung hinein: Nur wenn die notwendigen Grundbausteine Glucosamin und Glucoronsäure ausreichend vorhanden sind, kann genug Hyaluronsäure gebildet werden.

Glucosamin kommt im Körper natürlicherweise vor. Jedoch wird seine Produktionsrate mit zunehmendem Alter geringer. Wer also seine Ernährung mit diesem Stoff anreichert, baut für seine Gelenke einen klaren Zusatznutzen auf.

Hier das Beispiel Chondroitin.

Chondroitin besteht aus den zuckerartigen Bausteinen Galaktosamin und Glucoronsäure, die genau wie bei der Hyaluronsäure zu langen Ketten zusammengesetzt werden, in denen sich die zwei Einfachzucker immer abwechseln. Sie enthalten im Unterschied zur Hyaluronsäure jedoch zusätzlich noch schwefelhaltige, festgebundene Seitengruppen, daher wird Chondroitin auch häufig als Chondroitinsulfat bezeichnet.

Chondroitin ist ein bedeutender Bestandteil des Knorpels, da es seinen Druckwiderstand verbessert. Ein Mangel an Chondroitinsulfat im Knorpel wird mit der Entstehung einer Arthrose, also mit einem erhöhten Verschleiß, in Verbindung gebracht.

Neben ihrer Ernährungsfunktion hat die Synovia auch noch die Aufgabe der „Müllabfuhr". Daher finden sich Zelltrümmer und Stoffwechselendprodukte in der Gelenkflüssigkeit. Allerdings, wohin mit dem „Müll" in der geschlossenen Gelenkkapsel? Die Synovia bringt sie dorthin, wo sie selbst herkommt: Die innere Haut der Gelenkkapsel ist nicht nur in der Lage, die Synovia zu bilden, sondern sie kann sie auch wieder aufzunehmen. Und dann nimmt sie die Zelltrümmer und andere unbrauchbare Stoffwechselprodukte des Knorpels gleich mit auf und entsorgt diese, indem sie sie zur weiteren Bearbeitung und Beseitigung an das Blut abgibt.

Je mehr Synovia ein Gelenkspalt enthält, desto besser ist es für das Gelenk. Dabei ist natürlich nicht eine krankhafte Gelenkschwellung durch eine Reizung oder einen Unfall oder Ähnliches gemeint, sondern das gesunde Gelenk. Daher ist die Breite des Gelenkspaltes auch ein Maß für die Gesundheit von Gelenken: Je breiter der Spalt, desto mehr Gelenkschmiere ist enthalten, desto besser wird der Gelenkknorpel versorgt und seine Belastungen durch Stöße und anderes verringert. Gelenke, die zum Beispiel von Arthrose betroffen sind, haben meist nur noch einen sehr engen Gelenkspalt.

Umso schöner sind die Ergebnisse zweier Studien mit Glucosamin: Bei Menschen mit schon geschädigten Kniegelenken wurden die Breiten der Kniegelenkspalten ausgemessen und ihnen danach drei Jahre lang Glucosamin verabreicht. Nach dieser Zeit war die positive Langzeitwirkung dieses Nährstoffes gut erkennbar: Die Gelenkspalten der Glucosamin-Einnehmer hatte sich durchschnittlich etwas vergrößert, wohingegen die Gelenkspalten in einer Vergleichsgruppe, die kein Glucosamin, sondern ein Scheinpräparat (Placebo) erhalten hatte, noch schmaler geworden waren.

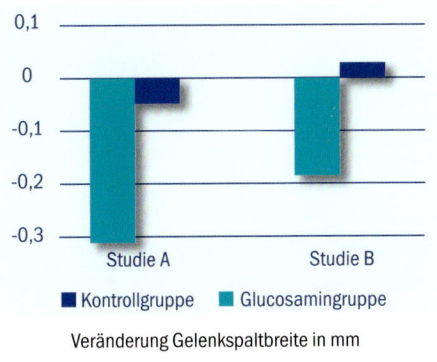

Veränderung Gelenkspaltbreite in mm

Auch andere Untersuchungsmethoden können die Gesundheit eines Gelenkes beobachtbar machen, zum Beispiel das Verhältnis des Kollagen-Abbaus zur Kollagen-Neusynthese im Knorpel. Ist dieses Verhältnis groß, heißt das, dass viel Abbau im Vergleich zum Aufbau stattfindet. Dies ist leider bei Leistungssportlern oft anzutreffen, da

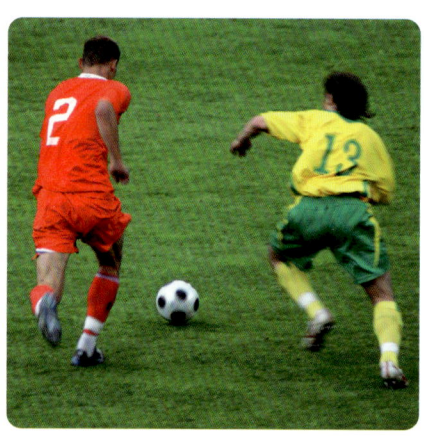

sie ihre Gelenke übermäßig stark beanspruchen. Und dann sieht es natürlich auf Dauer nicht gut für die Gesundheit der Gelenke aus! Japanische Forscher haben dieses Verhältnis bei Soccer-Spielern beobachtet, bevor und nachdem diese drei Monate lang Glucosamin eingenommen hatten. Im Vergleich mit Spielern, die diese Nahrungsergänzungs-mittel nicht bekamen, fiel das Verhältnis bei den Glucosamin-Spielern deutlich besser aus: Die Kollagen-Syntheserate veränderte sich durch die Glucosamin-Gabe nicht, es wurde jedoch deutlich weniger Kollagen abgebaut! Eine spürbare Entlastung für den Knorpel musste in diesen drei Monaten stattgefunden haben. Allerdings nahm der positive Effekt des Glucosamins wieder ab, sobald die Spieler die Gelenknährstoff nicht mehr zu sich nahmen. Wer seine Gelenke also mehr als normal belastet, tut gut daran, sich regelmäßig und dauer-haft Glucosamin zuzuführen.

Viele andere Studien wurden durchgeführt, bei denen Gelenk-Patien-ten Glucosamin und/oder Chondroitin gegeben wurde. Untersucht wurden davor und danach zum Beispiel die Entzündungsfaktoren im Körper oder die Betroffenen wurden nach ihrem Schmerzlevel befragt. Tatsächlich stellte sich heraus, dass die Kombination aus Glucosamin und Chondroitin am häufigsten Verbesserungen brachten – und das bei beiden genannten Messgrößen: Schmerz und Entzündung. Ein klarer Nachweis für die unterstützenden und pflegenden Eigenschaften der beiden Substanzen. Diesen Gelenkschutz kann man sich natürlich auch schon für ein gesundes Gelenk holen, da muss man nicht erst auf Schmerzen warten.

Eine weitere Untersuchung zeigte die positiven Wirkungen von Glucosamin und Chondroitin auf die Gelenke: Wieder hatten japanische Forscher Gelenkpatienten beide Gelenknährstoffe zusammen mit Antioxidantien gegeben. Sie sahen nicht nur deutliche Verbesserungen bei den Schmerzen der Untersuchten, sie fanden auch klar messbare Vorteile in der Zusammensetzung der Synovia! Die hatte nach nur drei Monaten deutlich höhere Proteinwerte, eine längerkettige Hyaluronsäure und mehr Chondroitinsulfat. Das bedeutete für die Gelenkschmiere, dass sie durch die beiden Substanzen zähflüssiger wurde, die Aufgabe der Stoßdämpfung wieder besser erfüllen konnte und auch ihre Ernährerfunktion wieder passender für den Knorpel war.

Das sind doch klare Vorteile für die Beweglichkeit. Glucosamin und Chondroitin machen ein echtes Plus für gesunde Gelenke aus! Doch woher bekommt man nun diese etwas ungewöhnlich klingenden Gelenknährstoffe?

Leider sind Glucosamin und Chondroitin in der normalen Ernährung kaum enthalten. Sie liegen in großen Mengen nur in tierischem Knorpelgewebe oder in den Schalen von Muscheln, Krebsen, Krabben und Hummern vor. Und dass der Mensch solche Dinge isst, das ist eher ungewöhnlich. Und wenn, dann nur 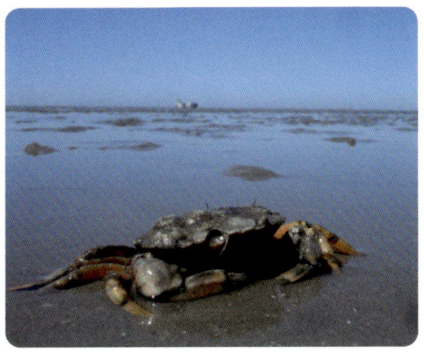 selten. Doch für die positive Wirkung auf die Gelenke, das zeigen die wissenschaftlichen Untersuchungen ganz deutlich, braucht man die Substanzen jeden Tag in ausreichender Menge!

Gut ist, dass man diese Gelenknährstoffe als Nahrungsergänzungsmittel zu sich nehmen kann. Werden sie täglich auf diese Weise dem Körper angeboten, können sie den Zellen der inneren Gelenkkapsel helfen, die Synovia in der richtigen und gesunden Zusammensetzung herzustellen, um den Knorpel langfristig gut ernähren zu können und darüber hinaus die Gelenke zu schützen und zu pflegen, damit ihre Gesundheit möglichst lange erhalten bleiben kann.

Wie viel braucht man von diesen Gelenknährstoffen? Das kann sehr verschieden sein und hängt zum Beispiel vom Lebensalter und den Belastungen der Gelenke ab. Wer jung ist, sich allgemein gut ernährt, nicht raucht oder übermäßig trinkt und seine Gelenke keinen zu großen Belastungen aussetzt (sehr viel Sport, gar Leistungssport,

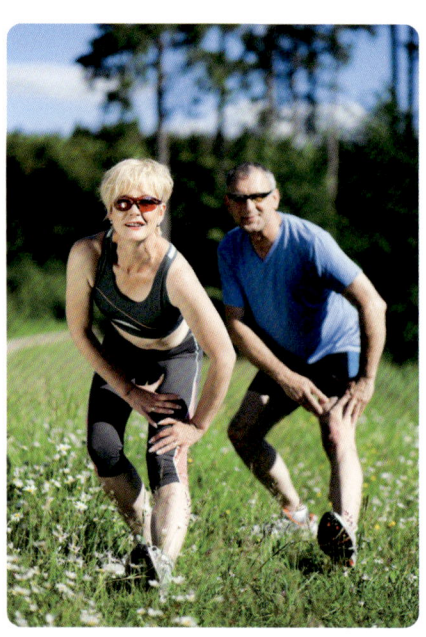

einseitige Bewegungen oder Ähnliches), der kann seine Gelenke mit ca. 500 bis 700 Milligramm Glucosamin (als Glucosaminsulfat oder -hydrochlorid) gut unterstützen, damit sie gesund bleiben. Wer schon etwas älter ist (etwa ab vierzig) oder seinen (noch gesunden) Gelenken hin und wieder mehr zumuten muss als gut ist, der sollte über ein etwas größeres gelenkpflegendes Plus in seiner Ernährung nachdenken. In einem solchen Fall wären zumindest 700 bis 1.200 Milligramm Glucosamin am Tag zu empfehlen. Natürlich wäre es gut, zusätzlich andere Vitalstoffe, die für die Gelenke von Vorteil sind, damit zu kombinieren, zum Beispiel Chondroitin mit 75 bis 150 Milligramm am Tag. Welche weiteren Nährstoffe wichtig für die Gelenke (und auch den restlichen Körper) sind, erfahren Sie auf den folgenden Seiten.

Wer schon Probleme mit seinen Gelenken hat, der sollte unbedingt eine/n Ärztin/Arzt aufsuchen. Hier sollten die täglichen Mengen der Gelenknährstoffe höher liegen, zumindest wenn man beginnt, diese Nahrungsergänzungsmittel zu sich zu nehmen. Und es ist besser, wenn die Behandlung in fachkundigen Händen liegt und alle Möglichkeiten ausgeschöpft werden, um die Gelenke möglichst lange gut funktionsfähig zu erhalten.

Im Allgemeinen werden Gelenknährstoffe gut vertragen. In seltenen Fällen kann es bei höheren Dosierungen insbesondere anfangs zu Magen-Darm-Problemen kommen. Noch seltener sind Unverträglichkeiten und Allergien. Bei all diesen unerwünschten Wirkungen gilt, dass sie sicher wieder verschwinden, wenn die Substanzen nicht mehr genommen werden.

Für empfindliche Menschen oder um die möglichen Magen- und Darm-Probleme zu vermeiden, kann es von Vorteil sein, die Substanzen „einzuschleichen". Das bedeutet, dass zu Beginn mindestens ein bis zwei Wochen lang nur eine sehr niedrige Dosierung genommen wird. Wird diese gut vertragen, kann sie für die nächsten zwei Wochen etwas gesteigert werden. Das sollte man so lange machen, bis die richtige Menge der Gelenknährstoffe genommen werden kann. Der Darm wird auf diese Weise langsam

Sprechen Sie mit Ihrer/m Ärztin/Arzt, ob ...

- ... ein Nahrungsergänzungsmittel mit Glucosamin und Chondroitin für Sie das Richtige ist,
- wenn Sie Bedenken haben, dass Sie auf Schalentiere (Krebse, Krabben und Ähnliches) allergisch reagieren. Wenn die Knorpelnährstoffe aus solchen Tieren gewonnen wurden, dann sollten Sie sie nicht nehmen.
- wenn Sie Antibiotika einnehmen müssen. Hier kann es, je nach Arznei, zu verstärkten oder verminderten Wirkungen kommen. Am besten lassen Sie die Gelenknährstoffe für die Dauer der Antibiotika-Behandlung weg und beginnen danach erneut mit der Einnahme.
- wenn Sie Diabetiker sind oder wissen, dass Sie Probleme mit dem Lebensmittel Zucker haben (eingeschränkte Glucose-Toleranz), denn es wird vermutet, dass Glucosamin (als Glucose-Abkömmling) in den Kohlenhydratstoffwechsel einbezogen wird.
- wenn Sie blutverflüssigende Medikamente (Antikoagulantien) einnehmen müssen, da das blutverflüssigende Heparin auch zu den GAG gehört und es vielleicht zu unerwünschten Wechselwirkungen kommen könnte.

an die ihm wenig bekannten Stoffe gewöhnt und macht daher meist keine Probleme, wenn er später mehr davon verarbeiten muss.

Für schwangere und stillende Frauen und auch bei Kindern gibt es keine Untersuchungen über die Verträglichkeit von Glucosamin und Chondroitin. Obwohl keinerlei Hinweise vorliegen, dass die Gelenknährstoffe zu Problemen führen könnten, raten die meisten Experten davon ab, Kindern oder Frauen in diesen besonderen Lebenszeiten die beiden Stoffe zu geben. Schwangere Frauen und junge Mütter können gemeinsam mit dem Arzt / der Ärztin entscheiden, welche Nahrungsergänzungsmittel sie einnehmen können, um ihre Gelenkgesundheit zu dieser Zeit zu unterstützen.

Und noch mehr Gutes für die Beweglichkeit

Es gibt viele Dinge, die gut für die Gelenke sind. Glucosamin und Chondroitin sind dabei ganz wesentliche Substanzen, aber auch sie sind „nur" ein Baustein in der Gelenkgesundheit. Wenn die Versorgung mit diesen zentral wichtigen Vitalstoffen optimal ist, jedoch sonst nicht auf die Bedürfnisse und Grenzen der Gelenke geschaut wird, dann können sie allein die Gesundheit der Gelenke auch nicht garantieren. Also sollte man schon ein wenig über den Tellerrand schauen, was sonst noch helfen kann, die gesunde Beweglichkeit aufrechtzuerhalten.

Wärme-, Kälte- und Wasseranwendungen nach Kneipp sind zum Beispiel solche Möglichkeiten. Sie sind als therapeutische Methoden bei Gelenkbeschwerden vielfach erprobt und anerkannt. Doch sie beruhen nicht darauf, dass sie Gelenkschäden reparieren oder sonstige Wunderdinge vollbringen könnten. Sie fördern einfach „nur" das körpereigene Heilpotenzial! Und daher ist es auch sinnvoll, sie anzuwenden, bevor die Gelenke Probleme bereiten, denn auch dem gesunden Gelenk tut es gut, wenn es pflegende Unterstützung bekommt. Und vielleicht treten Probleme so erst gar nicht auf.

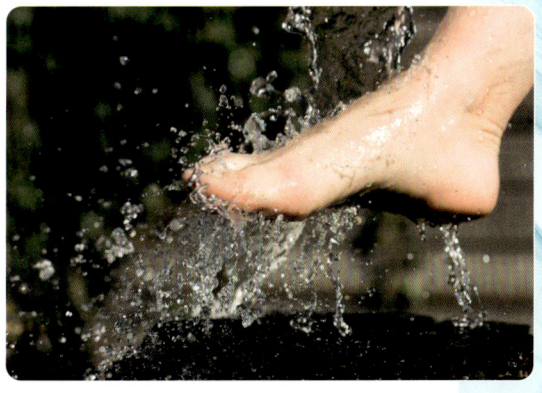

Bei Wärme-(nicht Hitze!) und Kälte-Anwendungen ist am gesunden Gelenk wieder ganz das eigene Empfinden gefragt: Was fühlt sich angenehm an? Im Allgemeinen ist es so, dass Frauen eher zu Wärmebehandlungen tendieren, Männer eher Kälteanwendungen bevorzugen. Aber es kann auch andersherum sein. Beides ist möglich und richtig. Die einzige Ausnahme ist dann gegeben, wenn schon eine Entzündung vorliegt. Dann sollten es unbedingt Kälteverfahren sein, die eingesetzt werden, um dem aggressiven Entzündungsgeschehen nicht noch Vorschub durch die Wärme zu leisten. In einem solchen Fall ist es aber sowieso unerlässlich, eine/n Ärztin/Arzt zu konsultieren, denn eine Entzündung ist eine Erkrankung, bei der man nicht versuchen sollte, sie auf eigene Faust zu kurieren!

Beispiele für Wärmebehandlungen sind Bäder in warmem (nicht heißem!) Wasser mit oder ohne Badezusätze, warm-feuchte Wickel,

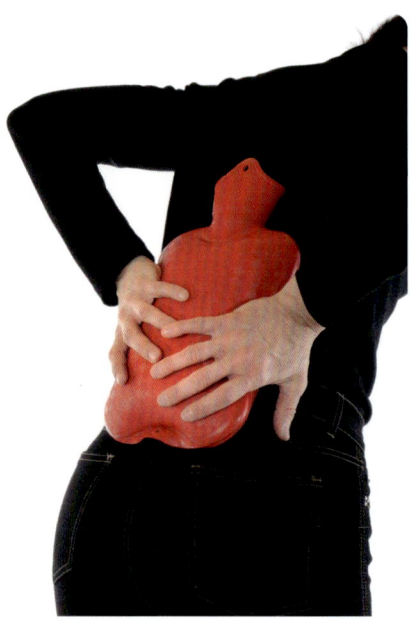

die gute alte Wärmflasche oder ein Kirschkernkissen, das trockene Wärme spendet. Viele Menschen finden es auch schon angenehm, wenn sie ihre Gelenke einfach mit einer zusätzlichen wärmenden Bekleidungsschicht vor dem Auskühlen bewahren. Vor allem im Winter oder auch während des Schlafens ist dies für viele wichtig. Letzteres ist besonders bei älteren Personen häufig ein Thema. Dafür können spezielle (Angora-)Wäscheteile eingesetzt werden, manchmal hilft aber auch einfach eine warme, lange Unterhose oder Leggings unter der Kleidung, eine Weste oder Jacke darüber oder Ähnliches. Wichtig ist vor allem, dass die Gelenke beim Sport nicht auskühlen. Wie leicht passieren sonst kleine Verletzungen in den Bändern, Sehnen oder gar an den Kapseln, die doch gerade die Gelenke funktionstüchtig halten sollen.

Bei Kälteanwendungen stehen Gelpacks aus dem Kühlschrank oder sogar Eispackungen auf dem Programm. Auch die von Kneipp bekannten Güsse werden mit kaltem Wasser durchgeführt. Allerdings gilt bei diesen Anwendungen immer, dass die behandelte Region vorher warm sein muss und nach der Behandlung schnell wieder warm werden sollte, sonst sind sie nicht gesundheitsfördernd.

Bei all den genannten Methoden soll die versorgende Durchblutung des Bereiches gefördert werden, denn überall im Körper bleibt nur das gesund, was gut mit frischem Blut versorgt wird. Daher erfüllen auch durchblutungsfördernde Salben auf Gelenken den gleichen Zweck, jedoch sollte hier verstärkt auf Hautempfindlichkeiten und gegebenenfalls Allergien geachtet werden.

Eine andere Methode, die auf den gesamten Körper gesundheitsfördernd wirkt, ist die Sauna. Hier findet, genau wie bei den Kneipp'-schen Güssen, ein Wechsel zwischen warm-heiß und kalt statt und regt überall im Körper die Durchblutung und damit die Regeneration an! Doch gilt auch hier wie bei allen Anwendungsformen, dass während des Saunierens immer auf den eigenen Körper gehört werden muss! Sobald negative Empfindungen auftauchen, sollte man jede Anwendung sofort beenden und beim nächsten Mal vorsichtiger vorgehen.

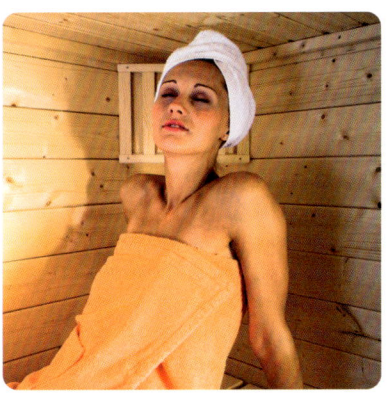

Weitere wichtige Vitalstoffe für die Gelenke

Vitalstoffe, die wie Glucosamin und Chondroitin im Knorpelstoffwechsel gebraucht werden, gibt es noch einige. Meist sind sie an der Kollagensynthese beteiligt, der Bildung des wichtigsten Strukturmaterials des Knorpels. Allerdings ist Kollagen nicht nur im Knorpel von Bedeutung. Alle anderen Bindegewebsarten enthalten dieses Protein ebenso. Es ist sogar mengenmäßig das am häufigsten vertretene Protein im Körper, denn dreißig Prozent aller im Körper vorkommenden Proteine sind Kollagene! So profitieren, wenn die Gelenkernährung stimmt, noch viele andere Stellen im Körper, zum Beispiel auch die Haut!

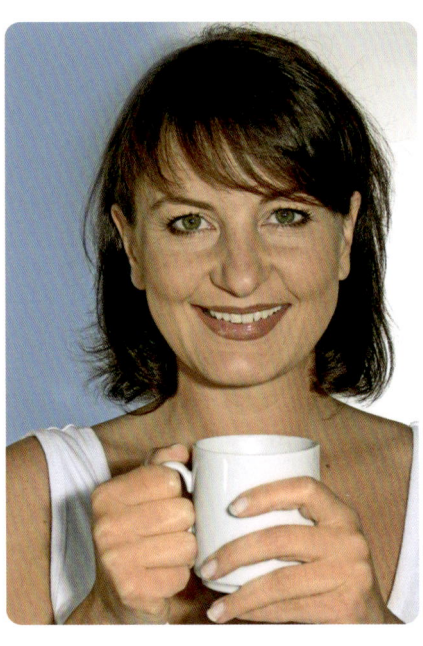

Andere wichtige Vitalstoffe für die Beweglichkeit sind zum Schutz der Gelenke da. Insbesondere die Abwehr von Entzündungen und ihren Folgen ist dabei wichtig. Eine ungeheuer bedeutsame Strategie ist dabei der Einsatz von vielen verschiedenen Antioxidantien. Diese Stoffgruppe wird so bezeichnet, weil sie Angriffe von sogenannten freien Radikalen (Oxidationen) verhindern können. Freie Radikale sind aggressive Teilchen, die im Körper ihr Unwesen treiben. Sie attackieren alles, was ihnen in die Quere kommt. Wenn sie im Gelenk auftauchen und dort keine ausreichenden antioxidativen Schutzmechanismen vorhanden sind, die sie stoppen, dann können sie dort jegliches Gewebe schädigen. Vor allem bei Entzündungen tauchen besonders viele Radikale in Gelenken auf und entfachen ihr zerstörerisches Wirken.

Wer will schon Radikale in seinen Gelenken?

Radikale – die kennt man aus dem Fernsehen, sei es zum Beispiel als radikale Partei oder als Schlägertrupps, die bei Demonstrationen oder Fußballspielen für unschöne Bilder sorgen. Doch die hier gemeinten freien Radikale haben mit jenen nur eines gemeinsam: Sie sind aggressiv. Freie Radikale, die im Körper vorkommen, sind Teilchen (Moleküle), die andere Moleküle oder Strukturen angreifen und zerstören können. Und damit ist ihr böses Wirken leider noch nicht zu Ende. Denn die Teilchen, die von Radikalen angegriffen werden, werden dadurch selbst zu Radikalen und greifen wiederum andere an, meist ihre direkten Nachbarn. Es kommt zu einer Welle der Zerstörung, wenn die freien Radikale nicht wirksam bekämpft werden können. Das kann Stoffwechselwege in den Knorpelzellen lahmlegen, deren genetisches Material schädigen und sogar die ganze Zelle abtöten. Und wenn die Radikale in der wässrigen Matrix der Knorpel oder in der Synovia vorliegen, dann haben sie dort leichtes Spiel, wenn die hilfreichen Antioxidantien fehlen.

Radikale stehen unter dem dringenden Verdacht, in den Gelenken bei der Entstehung und dem Fortschreiten der Arthritis eine fatale Rolle zu spielen. Daher ist eine gute Versorgung mit Antioxidantien ein wirkungsvoller Gelenkschutz! Denn nur sie können die Zerstörungswelle im Gewebe stoppen, weil sie in der Lage sind, freie Radikale zu neutralisieren, ohne selbst zum Radikal zu werden. So fangen sie die Angreifer ab und hindern sie daran, gesundes Gewebe zu zerstören.

Nicht nur die Gelenke, der ganze Körper leidet unter einem Zuviel an freien Radikalen. Sie sind an der Entstehung von vielen verschiedenen Krankheiten beteiligt: Arteriosklerose, die umgangssprachlich als Verkalkung bezeichnete Verengung der Blutgefäße, viele Alterungsprozesse, zum Beispiel der Haut, der Augen oder auch anderer Organe, alle entzündlichen Erkrankungen und die Tumorentstehungen haben darin eine wesentliche Ursache.

Doch woher kommen die Radikale? Zum Teil liefert sie der Körper selbst im Rahmen seiner Entzündungsreaktionen. Doch oft sind Radikale, die von der Umwelt aufgenommen oder durch deren Einflüsse im Körper entstehen, von viel größerer Bedeutung. Rauchen zum Beispiel ist ein Radikallieferant der Mega-Klasse. Die Radikale des Zigaretten-, Zigarren- oder Pfeifenqualms erzeugen bei Rauchern das hohe Risiko für Lungenerkrankungen (vor allem Krebs). Raucher altern auch schneller als Nichtraucher und sie sind anfälliger für Krankheiten. Das kann auch die Gelenke betreffen. Menschen, die an radikalinduzierten Erkrankungen leiden, wird daher dringend empfohlen, auf das Rauchen zu verzichten.

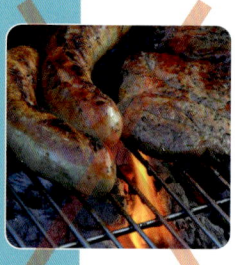 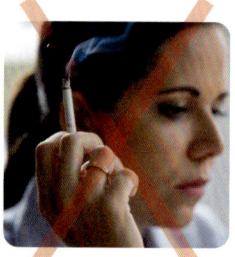 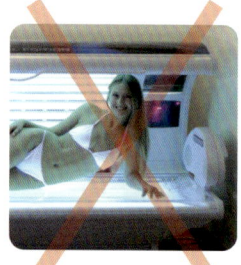

Doch es gibt auch noch andere starke Radikalquellen in der Umwelt. Die häufige Nutzung von Solarien oder auch ausgiebige Sonnenbäder am Strand oder in den Bergen gehören dazu. Ebenso steht scharf gebratenes oder gegrilltes Fleisch unter dem massiven Verdacht, dem Körper die fiesen Teilchen zuzuführen. Eigentlich alles Dinge, die man seiner Gesundheit gar nicht antun müsste, oder nicht?

Der Vitalstoff und seine Bedeutung

Vitamin B$_6$ (Pyridoxin)

Die Kollagenbildung in allen Bindegeweben ist vom Vitamin B$_6$ abhängig. Da dieser Vitalstoff sehr anfällig für Hitze und Licht ist, geht er beim Kochvorgang schnell verloren. Wer wenig rohes Obst oder Gemüse isst, hat daher ein höheres Risiko für einen B$_6$-Mangel.

Besonderheit: Bestimmte Formen von Arthritis (Schwellungen und Entzündungen an den Fingergelenken sowie Sehnenscheidenentzündungen) können durch Vitamin B$_6$ eine Linderung erfahren.

Vitamin C (Ascorbinsäure)

Vitamin C ist ein wehr wichtiger Vitalstoff bei der Kollagensynthese, es ermöglicht die Vernetzung der einzelnen Kollagenproteinstränge und verleiht ihm darüber seine ungeheure Festigkeit. Alle Symptome des Skorbut, der Vitamin-C-Mangelkrankheit, sind mit dem Fehlen dieser Funktion von Vitamin C zu erklären. Weiterhin ist Vitamin C ein wichtiges wasserlösliches Antioxidans, das auch in der wässrigen Synovia einen Schutz vor freien Radikalen darstellt. Gerade bei entzündlichen Geschehen im Gelenk kann dies sehr wichtig sein.

Besonderheit: Vitamin C kann helfen, Knochenschmerzen zu lindern.

Vitamin E (Tocopherole und Tocotrienole)

Vitamin E ist ein hochwirksames Antioxidans und wirkt entzündungshemmend und schmerzstillend. Es hat im Körper vielerlei Schutzwirkung – vor allem in Regionen, die Fett enthalten. Für den Knorpel hat Vitamin E ebenso eine Schutzfunktion, da es die freien Radikale bindet, besonders effektiv in Verbindung mit Vitamin C, das verbrauchtes Vitamin E „recyceln" kann.

Besonderheit: Rheuma-Patienten konnten laut einer Studie durch die entzündungshemmende und schmerzstillende Wirkung von Vitamin E die Dosierung bestimmter Medikamente verringern; hierüber sollte aber vorher unbedingt mit dem behandelnden Arzt / der behandelnden Ärztin gesprochen werden.

Kupfer

Auch Kupfer ist für bestimmte Formen des Bindegewebes unerlässlich, es verbindet dessen strukturgebende Anteile Kollagen und Elastin (ein kollagenähnliches Protein) und sorgt damit unter anderem für die Festigkeit der Knochen. Gleichzeitig ist Kupfer auch am antioxidativen System des Körpers beteiligt und bietet den Gelenken so einen zusätzlichen Schutz.

Mangan

Mangan ist notwendig, damit der Knorpelaufbau geordnet ablaufen kann, daher ist es besonders in der Kindheit und Jugend wichtig, dass die Mangan-Versorgung stimmt. Auch Mangan hat zusätzlich antioxidative Eigenschaften und hilft, das Gelenk vor radikalen Angriffen zu schützen.

Selen

Als hochwirksames Antioxidans ist auch Selen für die Gelenke von Bedeutung. Es ist Teil des Schutzsystems des Körpers gegen freie Radikale. So hilft es, die für die Gelenke so ungesunden Entzündungsauswirkungen zu bekämpfen.

Silicium / Kieselerde

Silicium ist ein Bestandeil des Bindegewebes und damit direkt für den gesunden Aufbau von Gelenken notwendig. Zusätzlich ist es bei der Ausbildung der Vernetzungen der Glycosaminglucane (GAG) und des Kollagens vonnöten, es hat also gleich eine doppelte Bedeutung für die Gelenke. In natürlicher Kieselerde ist Silicium in großen Mengen als Siliciumdioxid enthalten.

Zink

Zink ist für den gesamten Körper von ungeheurer Wichtigkeit. Es ist für eine ungeheure Zahl an Stoffwechselwegen unabdingbar, es ist ein unverzichtbarer Bestandteil des Immunsystems, ein sehr wichtiges Antioxidans beim Schutz des Körpers vor Radikalen und es hat Auswirkungen auf den Säure-Basen-Haushalt. Im Gelenk ist es speziell wichtig für die Produktion von Kollagen und natürlich als wirksames Antioxidans.

Omega-3-Fettsäuren

Besonders im fortschreitenden Alter sind die Synovia, der Gelenkspalt und die Knorpeloberflächen nicht mehr so fit. Entzündungen können die Gelenke dann besonders schnell und stark schädigen und einen Knorpelabbau noch beschleunigen, der nicht mehr regenerierbar ist. Natürlich treten Entzündungen dann häufig auf, wenn jemand generell eine erhöhte Neigung dazu hat. Dem kann durch eine gute Versorgung mit essenziellen Omega-3-Fettsäuren entgegengewirkt werden, denn diese Fettsäuren sind Vorläufer für entzündungshemmende Botenstoffe im Immunsystem. Liegen viele Omega-3-Fettsäuren vor, kann der Körper viele von diesen entzündungshemmenden Boten bilden und die Entzündungsneigung sinkt im gesamten Körper – und die Gelenke profitieren davon. Quellen für Omega-3-Fettsäuren sind vor allem die Fette von Fischen, die in kalten Gewässern leben (vor allem Lachs). Zwei bis drei Fischmahlzeiten sollten in der Woche auf den Tisch kommen für eine gute Versorgung mit diesen essenziellen Vitalstoffen. Da das sehr viel ist, insbesondere wenn man bedenkt, dass Fisch bei vielen Menschen kein besonders beliebtes Gericht ist, kann man seinen Bedarf sehr gut auch mit regelmäßig genommenen Lachsölkapseln decken.

Gelatine

Schon zu Beginn des letzten Jahrtausends hat Hildegard von Bingen, die bekannte Äbtissin des Klosters Rupertsberg bei Bingen, gegen Gelenkbeschwerden den Gebrauch von Gelatine empfohlen. Heutige Studien bestätigen diesen fast tausend Jahre alten Rat: Gelenkpatienten berichten nach einer nur zweimonatigen Zusatzversorgung mit Gelatine von einer deutlichen Besserung ihrer Schmerzen. Tatsächlich enthält dieses Naturprodukt alle notwenigen Proteinbausteine zum Aufbau von Knorpeln und Gelenken und stellt damit eine hervorragende Materialquelle für die Gelenke und insbesondere die Knorpelzellen dar.

Bewegung, Bewegung!

Und natürlich muss hier nochmals die (moderate!) Bewegung genannt werden als ein Förderer der gesunden Gelenke! Auch wenn es schon ein paar Mal in diesem Buch erwähnt wurde, so muss es an dieser Stelle auch nochmals stehen: Bewegung ist das A & O für die Gelenkgesundheit! Man kann es gar nicht oft genug wiederholen. Am gesündesten ist Gymnastik, die die Gelenke nicht belastet und die deren umgebende Muskulatur und auch die benachbarten Knochen auf lange Sicht sanft, aber sicher kräftigt. Daher folgen an dieser Stelle ein paar Übungen für verschiedene Körperregionen, die als Einstieg in ein kleines Bewegungsprogramm genutzt werden können. Regelmäßig durchgeführt kann es helfen, wieder in Bewegung zu kommen und vielleicht auch wieder ein Empfinden für den eigenen Körper zu entwickeln, was ihm guttut und was nicht. Natürlich reichen diese kleinen Übungen nicht für ein Fitnesstraining aus, doch das ist auch nicht ihr Ziel. Sie sollen leicht und einfach in Bewegung bringen und vielleicht Lust auf mehr machen – wie zum Beispiel Gymnastik, Yoga, Walking oder Schwimmen!

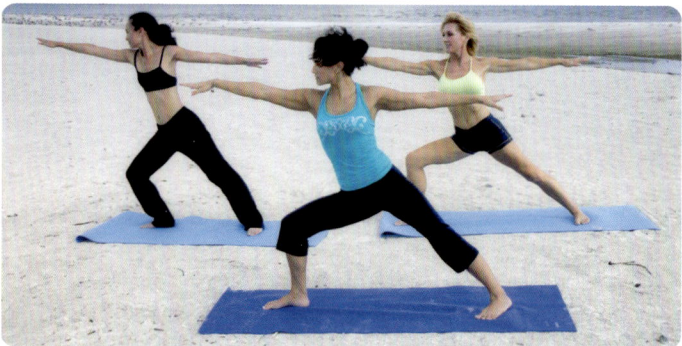

Doch zuerst eine Warnung: Die folgenden Übungen sollten nur dann durchgeführt werden, wenn keine Krankheiten, insbesondere keine Erkrankungen der Gelenke vorliegen. Wenn schon Probleme mit den Gelenken oder Knochen bestehen, sollte auf jeden Fall fachkundige Hilfe und Betreuung in Anspruch genommen werden und mit Ärzt/

-innen oder Krankengymnast/innen über die Durchführung der Übungen gesprochen werden.

Die Übungen sind dafür gedacht, die Gelenke zu bewegen, ihre Beweglichkeit zu erhöhen, die beteiligten Muskeln zu stärken und auf Dauer eine Stabilisierung der Gelenke und Knochen zu erreichen. Täglich alle Übungen durchzuführen ist von Vorteil, wenn diese Ziele erreicht werden sollen. Wem das zu viel ist, der kann sich erst einmal jeden Tag einen Körperbereich vornehmen und sein Programm später, wenn es leichter fällt, erweitern.

Während aller Übungen sollte immer gut auf den Körper und das allgemeine Wohlbefinden geachtet werden. Wenn etwas unangenehm wird, sollten die Übungen nicht weitergeführt werden. Keinesfalls dürfen die Übungen zur Überforderung führen, falsches Üben kann auch schädlich sein! Sollten die Übungen zu anstrengend sein oder gar Schmerzen auslösen, müssen sie sofort beendet und fachkundige Hilfe zu Rate gezogen werden. Wichtig ist auch, darauf zu achten, dass Muskeln und Gelenke nicht zu kalt sind, also langsam beginnen, damit sich der Körper erst etwas erwärmen kann.

Und noch etwas: Die Übungen im Stehen sind bei übergewichtigen Personen (aufgrund der zusätzlichen Kilos) eine höhere Belastung für die Hüft- und Beingelenke. Übergewichtige sollten diese Übungen daher in geringerer Anzahl ausführen oder sich bei diesen Übungen auf einen Stuhl setzen. Auch im Schwimmbad kann man einige Übungen besonders gelenkschonend durchführen. Wenn es gar nicht geht, dann sollten diese Übungen ganz weggelassen werden. Das gilt natürlich ganz besonders dann, wenn sich Probleme einstellen sollten! Es ist in der Medizin bekannt, dass Gelenke, die lange Zeit nur wenig bewegt wurden, schon bei geringen Belastungen zu Verletzungen neigen. Da reichen Anstrengungen aus, die ein Mensch, der regelmäßig etwas Bewegung im Alltag hat, locker wegsteckt! Seien Sie daher vorsichtig und übertreiben Sie es nicht, Ihr Körper wird Ihnen dankbar dafür sein.

Für die Füße

F1 – Strecken & Ziehen

Auf ein Sofa, den Teppich oder eine weiche Matte in Rückenlage hinlegen. Die Beine und Füße liegen in ganzer Länge parallel zueinander.

Mit dem rechten Fuß beginnen: Die Zehen und den vorderen Fuß zuerst in Richtung Körper anziehen, dann den Fuß weitmöglichst nach vorne strecken, mit dem linken Fuß genauso durchführen, je fünf- bis zehnmal, kurz pausieren.

Dann mit beiden Füßen gleichzeitig fünf- bis zehnmal ausführen, und nach einer kleinen Pause fünf- bis zehnmal mit beiden Füßen gleichzeitig, aber gegengleich ausführen: Den rechten Fuß anziehen und dabei den linken strecken.

Diese Übung eignet sich hervorragend, um sie morgens vor dem Aufstehen im Bett durchzuführen.

F2 – Krallen & Strecken

Im Stehen auf einer weichen Unterlage (Teppich oder Matte) beide Füße in geringem Abstand parallel zueinander stellen. Das Körpergewicht ruht während der Übungen immer auf beiden Füßen.

Zuerst die Zehen des rechten Fußes in den Boden krallen und dann nach oben strecken, fünf- bis zehnmal durchführen, dann mit dem linken Fuß.

Kurz pausieren und anschließend mit beiden Füßen gleichzeitig (beide krallen, beide strecken, fünf- bis zehnmal) und nach einer kurzer Ruhephase schließlich mit beiden Füßen gegengleich (rechts krallen, links strecken und dann sofort umgekehrt, sechs- bis zehnmal) durchführen.

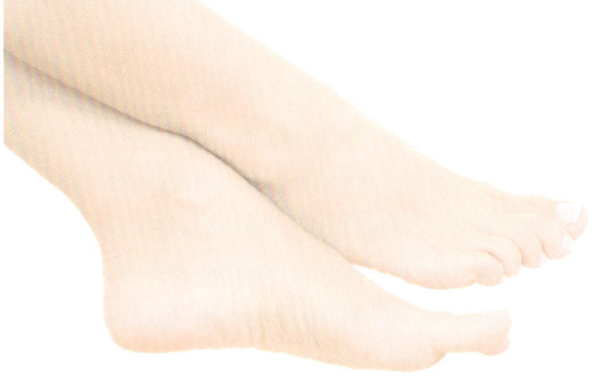

F3 – Heben & Senken

Im Stehen beide Füße in geringem Abstand parallel zueinander stellen. Man kann sich bei dieser Übungsabfolge auch an einer Wand oder einem Türrahmen festhalten.

Mit beiden Füßen langsam auf die Zehenspitzen stellen, kurz dort bleiben und langsam wieder absenken, fünf- bis zehnmal wiederholen, kurz pausieren.

Dann mit beiden Füßen auf die Fersen stellen, kurz halten und langsam zurück in die flache Ausgangsstellung kommen, fünf- bis zehnmal durchführen, danach kurz pausieren. Bei dieser Übung versuchen, den Körper möglichst gerade zu halten und nicht den Po nach hinten zu strecken.

Schließlich die Füße in einen kleinen Schrittabstand stellen und fünf- bis zehnmal den vorderen Fuß in Fersenstellung bringen und den hinteren Fuß gleichzeitig auf die Zehenspitzen stellen. Die Füße wechseln und nochmals durchführen.

Für Knie und Hüfte

K/H1 – Vor + Hoch & Runter + Rück

Seitlich zu einer Wand oder einem Türrahmen aufstellen und dort festhalten. Während der gesamten Übung sollte der Rücken gerade bleiben.

Das Körpergewicht wird auf den Fuß verlagert, der näher zur Wand steht. Vom anderen Bein wird das Knie nach vorne und oben gezogen, bis es mit dem Oberschenkel zum Körper einen rechten Winkel bildet. Dort kurz halten, dann langsam das Bein wieder strecken und nach unten richten, aber ohne den Boden mit dem Fuß zu berühren (den Fuß dafür parallel zum Boden gerade ausrichten).

Das Bein weiter gestreckt nach hinten führen und dort den Fuß als Verlängerung des Beines strecken. Die Übung direkt noch fünf- bis zehnmal wiederholen. Dann das Bein ausschütteln, kurz pausieren und sich andersherum an der Wand aufstellen, damit die Übung mit dem anderen Bein durchgeführt werden kann.

K/H2 – Kreisen & Kreisen

Seitlich zu einer Wand oder einem Türrahmen aufstellen und dort festhalten. Während der gesamten Übung sollte der Rücken gerade bleiben.

Das Körpergewicht wird auf den Fuß verlagert, der näher zur Wand steht. Vom anderen Bein wird das Knie nach vorne und oben gezogen, bis der Oberschenkel parallel zum Boden verläuft und zum geraden Rumpf einen rechten Winkel bildet.

Nun behält das Knie die Höhe bei, und der Fuß beschreibt vorsichtig kleine Kreise, indem der Unterschenkel sich am Knie bewegt. Zuerst in die eine, dann in die andere Richtung.

Achtung, der Bewegungsrahmen für diese Bewegungen ist nicht groß, keinesfalls mit Kraft oder Schwung arbeiten, sondern langsam und vorsichtig vorgehen. Fünf bis zehn Kreise beschreiben, pausieren, dann kommt das andere Bein dran.

K/H3 – Innen & Außen

Seitlich zu einer Wand oder einem Türrahmen aufstellen und dort festhalten. Während der gesamten Übung sollte der Rücken gerade bleiben.

Das Körpergewicht wird auf den Fuß verlagert, der näher zur Wand steht. Nun wird das freie Bein ein wenig gerade nach vorne gestreckt, die Zehen und der vordere Fuß sind dabei angezogen und die Fußfläche bildet mit dem Unterschenkel einen rechten Winkel.

Nun wird das gerade Bein zuerst zur Wand hin bewegt, dann nach außen von der Wand weg. Die Bewegung findet nur im Hüftgelenk statt! Fünf- bis zehnmal diese Pendelbewegung langsam ausführen, das Bein ausschütteln, kurz pausieren und dann mit dem anderen Bein die Übung durchführen.

Für den Rücken

R1 – Buckeln & Biegen

Auf einer weichen Unterlage (Teppich oder Matte) auf alle Viere in den Vierfüßlerstand gehen, dabei die Beine etwa hüftbreit und die Arme etwa schulterbreit auseinander gerade unter die Hüften bzw. die Schultern stellen.

Nun langsam einen „Katzenbuckel" machen, also den Rücken nach oben rund machen und den Kopf nach unten neigen.

Dann nahtlos und langsam in die Gegenbewegung gehen: Den Rücken nach unten durchbiegen und den Oberkörper und den Po nach oben schieben. Fünf- bis zehnmal wiederholen

R2 – Gerade & Knicken

Auf einer weichen Unterlage auf alle Viere in den Vierfüßlerstand gehen (Hände und Knie am Boden), dabei die Beine etwa hüftbreit und die Arme etwa schulterbreit auseinander je gerade unter die Hüften bzw. die Schultern stellen.

Nun den Rücken ganz gerade machen, den Kopf in gerader Verlängerung des Rückens halten, das Gesicht schaut nach unten, am besten das Ganze von einer anderen Person kontrollieren lassen oder vor dem Spiegel selbst überprüfen.

Dann den Kopf drehen, sodass rechts über die Schulter geschaut wird. Als Nächstes versuchen, den Oberkörper langsam seitlich nach rechts-hinten in Richtung Hüfte zu biegen, um die rechte Hüfte sehen zu können, ohne die Kopfhaltung dabei zu verändern. Dabei die Hüfte nicht bewegen, sondern gerade halten.

Es ist möglich, dass die Hüfte anfangs gar nicht ins Blickfeld kommt,
dann gilt ganz besonders:
Weiterüben – es wird besser werden!
Fünfmal versuchen, dazwischen den
Rücken und den Kopf immer wieder
ganz gerade ausrichten.

Danach kurz pausieren und fünfmal
auf der anderen Seite entsprechend
durchführen.

R3 – Rechts & Links

Am besten mit dem Rücken im Abstand von etwa einem Meter vor ein
Bild, ein Regal oder ein Fenster stellen. Beide Füße etwa hüftbreit auseinander und parallel zueinander
stellen. Die Hände seitlich auf die
Hüften aufsetzen.

Nun den Rücken langsam und vorsichtig (nicht ruckartig!) nach rechts
drehen und versuchen zu erkennen,
was hinten auf dem Bild oder drau-
ßen passiert, beziehungsweise, was
in dem Regal steht. Wieder langsam
zurückdrehen, kurz pausieren ohne
die Haltung aufzugeben und dann
gleich nach links drehen und schau-
en, was dort hinter dem Rücken erkennbar wird.

Den Körper während der gesamten
Übung aufrecht halten. Fünf- bis
zehnmal nach rechts und links drehen.

Für Schultern und Arme

S/A1 – Heben & Senken

Im Stand mit mehr als hüftbreit auseinanderstehenden Füßen oder im Sitzen mit geradem Rücken die Arme seitlich gerade vom Körper wegstrecken, sodass sie auf ihrer gesamten Länge auf der Höhe der Schultern sind.

Die Handflächen zeigen zuerst nach unten, dann drehen, sodass sie nach oben zeigen, fünf- bis zehnmal wiederholen, dann die Arme wieder senken. Nach einer kurzen Pause insgesamt noch zwei- bis dreimal wiederholen.

S/A2 – Öffnen & Schließen

Im Stand mit mehr als hüftbreit auseinanderstehenden Füßen oder im Sitzen mit geradem Rücken die Arme seitlich gerade vom Körper wegstrecken, sodass die Arme auf ihrer gesamten Länge auf der Höhe der Schultern sind und die Handflächen nach oben zeigen.

Nun die Unterarme auf beiden Seiten nach oben beugen, bis sie mit dem Oberarm einen rechten Winkel bilden. Die Arme (Oberarme auf Schulterhöhe bleibend) vor dem Kopf zusammenführen bis sich die Unterarme auf ganzer Länge vor dem Gesicht berühren, dort sanft gegeneinander pressen, zusammen vor dem Körper etwas absenken, wieder auf Schulterhöhe bringen, Unterarme voneinander lösen, die nun wieder im rechten Winkel gebeugten Arme zu den Seiten zurückführen und ausstrecken.

Arme sinken lassen. Die gesamte Übung fünf- bis zehnmal wiederholen, dazwischen je kleine Pausen einlegen.

S/A3 – Wandern & Strecken

Im Stand mit etwas mehr als hüftbreit auseinanderstehenden Füßen oder im Sitzen mit geradem Rücken die Arme seitlich gerade vom Körper wegstrecken, sodass sie auf ihrer gesamten Länge auf der Höhe der Schultern sind. Auch die Hände sind gestreckt und die Handflächen zeigen nach unten. Den Kopf zu einer Seite drehen und die dortige Hand mit den Augen fixieren.

Nun beginnt diese Hand (immer auf Schulterhöhe bleibend) zu „wandern", die Augen fixieren die Hand weiterhin und der Kopf bewegt sich dafür mit: Mit ausgestrecktem Arm bewegt sich die Hand langsam nach vorne vor den Körper, dann wird der Arm langsam gebeugt, Hand und Ellenbogen bleiben dabei immer auf Schulterhöhe, und die Hand bewegt sich immer weiter zum anderen Arm hin, der die ganze Zeit seitlich gerade ausgestreckt bleibt. Der Blick ist schließlich ebenso auf der anderen Seite angekommen.

Die Hand wandert nun direkt an dem ausgestreckten Arm entlang zum Brustkorb, geht dort auf Höhe der Schlüsselbeine entlang (Ellenbogen weiter auf Schulterhöhe!) und streckt sich auf seiner Seite wieder ganz aus.

Die Augen und der Kopf folgen dieser Bewegung. Die Arme sind am Ende wieder auf Schulterhöhe auf beiden Seiten des Körpers ausgestreckt.

Beide Arme sinken lassen und kurz ausschütteln und wieder zur Seite strecken, um diese Übung mit der anderen „wandernden" Hand auszuführen.

Diese Übung sollte am Anfang auf jeder Seite nur einmal ausgeführt werden. Später mit abwechselnden Armen öfter durchführen.

Bewegung braucht starke Knochen

Es ist schon ein paar Mal erwähnt worden auf den vorangegangenen Seiten: Obwohl die Knochen starr sind, sind sie eine Grundvoraussetzung für Bewegungen. Und nur, wenn auch die Knochen stabil und gesund sind, bewegt sich der Mensch gern und ausreichend.

Inhaltsstoffe des Knochens

- Wasser (bis zu 10 %)
- Proteine (bis zu 30 %):
  Kollagen (Hauptanteil bis zu 28,5 %)
  GAG und andere (Osteonektin, Osteocalcin)
- Calcium-Salze (bis zu 70 %):
  Apatit, ein Salz aus Calcium, Phosphat, Sauerstoff und Wasserstoff, das die Knochen besonders hart macht, es kann im Knochen bis zu 70 % ausmachen
  Karbonate, Salze aus Calcium, Kohlenstoff, Sauerstoff und Wasserstoff
- andere Bestandteile (etwa 3,5 %):
  Salze mit Fluor, Chlor, Magnesium, Natrium und auch Schwefel

Der Knochen ist, obwohl er so ein hartes Material ist, ein sehr lebendiges und stoffwechselaktives Gewebe. Ständig finden Auf- und Abbauprozesse in ihm statt. Daher hat er auch eine gut funktionierende Blutversorgung. Die bringt bei gut ernährten Menschen alles heran, was der Knochen braucht. Fehlt etwas, dann kann das allerdings fatale Folgen haben, dann übersteigt der Knochenabbau irgendwann die Knochenbildung, und die härteste Substanz des Körpers verliert an Festigkeit und Stabilität. Das geht nicht von heute auf morgen, aber wenn über einen längeren Zeitraum die Knochenernährung nicht stimmt, gibt es Probleme (siehe Seite 17ff.). Zum Beispiel sind die Knochen sozusagen das Calcium-Depot des Körpers. Und das zapft er an, wenn dieses wertvolle Mineral im Blut fehlt. Dann lässt sich ein entsprechend massiver Calcium- Mangel im Blut gar nicht unbedingt feststellen, denn der Körper füllt aus seinen eigenen Reserven auf.

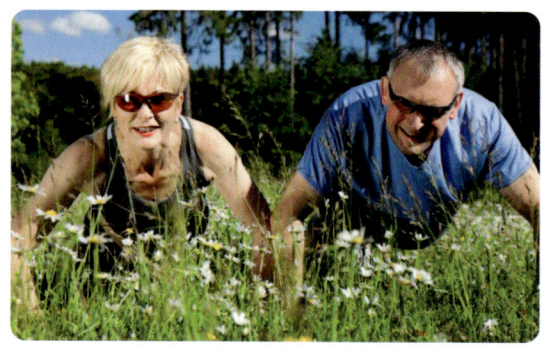

Calcium ist also der erste wichtige Vitalstoff, der im Zusammenhang mit den Knochen unbedingt Beachtung finden sollte!

Folgende Vitalstoffe, die speziell für die Knochen wichtig sind, sollten dem Körper immer ausreichend über die Ernährung oder über zusätzliche Nahrungsergänzungsmittel zur Verfügung stehen, damit der Mensch sich lange an seiner gesunden Beweglichkeit erfreuen kann:

Der Vitalstoff und seine Bedeutung

Vitamin D

Vitamin D ist ein „Sonnenvitamin", denn es wird vom Körper nur produziert, wenn die Haut dem Licht ausgesetzt wird. Dafür reichen in jungen Jahren 15 Minuten Sonne am Tag auf die Unterarme. Bei älteren Menschen muss es schon deutlich mehr sein. Gut, dass es die Möglichkeit gibt, dieses Vitamin auch als Nahrungsergänzungsmittel zu nehmen. Denn zum Beispiel im Winter ist einfach zu wenig Licht da, um die Haut zu einer ausreichenden Produktion dieses Vitamins anzuregen. Auch Menschen, die sich viel in geschlossenen Räumen ohne Tageslicht aufhalten müssen, können schnell in einen Vitamin-D-Mangel rutschen. Und wer ist wirklich täglich genug an der frischen Luft heutzutage? Hinzu kommt, dass die bisher von Fachleuten empfohlenen Mengen derzeit begründet in der Kritik stehen, zu niedrig zu sein.

Insbesondere für die Knochengesundheit ist das fatal, denn Vitamin D ist der Vitalstoff, der die Aufnahme von Calcium im Darm ebenso fördert wie dessen Einbau in die Knochen. Ausreichend Vitamin D gehört also selbstverständlich in die gesunde Knochenernährung genauso wie in die Präventions und Therapieregime von Osteoporose.

Doch das ist nicht alles, was dieses Vitamin für die Bewegung leisten kann. Es gibt Hinweise, das Vitamin D außerdem den Entzündungsreaktionen des Körpers entgegenwirkt.

Vitamin C

Wie auch beim Knorpelaufbau ist Vitamin C ebenso für den Knochen wichtig, denn es spielt eine zentrale Rolle für die Kollagenbildung. Mit knapp 30 % stellt Kollagen einen hohen Anteil im Knochengewebe, der nur sichergestellt ist, wenn dieses Vitamin in ausreichenden Mengen im Körper vorliegt.

Vitamin K

Auch Vitamin K ist ein Vitalstoff, der für den Knochenaufbau von Bedeutung ist. Es ist ein Vitamin, das leider lange Zeit nicht die notwendige Beachtung fand. Neben seiner Bedeutung für den Knochen ist Vitamin K auch wesentlich für die Blutgerinnung.

Calcium

Calcium ist das wichtigste Mineral im Knochen. Sein Mangel wirkt sich immer auf die Knochengesundheit und -stabilität aus. Daneben ist es auch wichtig für die Zähne, die Muskeln, die Nerven und auch für das Blut. Hartkäse ist eine gute Quelle für Calcium, auch Ölsardinen, Haselnüsse, Mandeln, Sesam- und Mohnsamen sowie Amaranth, Grünkohl, Brokkoli, Rucola und Schnittlauch enthalten nennenswerte Mengen. Wer allerdings auf Milchprodukte ganz verzichtet oder verzichten muss, ist gut beraten, Calcium zusätzlich in Form eines hochwertigen Nahrungsergänzungsmittels aufzunehmen. Es ist bekannt, dass ein erheblicher Anteil der Bevölkerung Calcium nicht in ausreichenden Mengen durch die übliche Kost aufnimmt.

Magnesium

Auch Magnesium ist wichtig für die Knochen, 60 % des Magnesiums des Körpers ist dort gebunden und sollte bei einer knochengesunden Ernährung immer mit bedacht werden. Doch auch die Muskeln und die Nerven brauchen dieses Mineral.

Mangan

Mangan ist auch für den Knochen wichtig, so wie es für alle Binde- und Stützgewebe des Körpers wichtig ist, denn die Kollagensynthese ist von Mangan abhängig.

Fluorid

Fluorid ist bekannt als Substanz für die Kariesprophylaxe. Doch auch für die Knochen kommt ihm eine Bedeutung zu, da es nicht nur den Zahnschmelz, sondern auch den Knochen härten und ihm damit mehr Stabilität geben kann. Nahrungsergänzungsmittel enthalten selten Fluorid und nur in recht geringen Dosierungen. Die Verwendung von fluoridiertem Speisesalz in der Küche kann hier helfen.

Mehr Informationen

Wenn Sie mehr über die vielen anderen Vitalstoffe und gesunden Nahrungsergänzungsmittel erfahren wollen, dann schauen Sie doch einmal in der kleinen Buchreihe nach, in der dieses Büchlein erschienen ist. Viele interessante Themen werden in dieser Gesundheitsreihe abgehandelt – informativ und verständlich – vielleicht ist ja Ihr Thema auch dabei.

Antioxidans/Antioxidantien – Substanzen, die vor dem Angriff von freien Radikalen schützen können. Viele Vitamine gehören dazu und auch die Spurenelemente Zink und Selen.

Arthritis – auch Polyarthritis oder rheumatoide Arthritis: Gelenkerkrankung des rheumatischen Formenkreises, hat ihre Ursache in entzündlichen und radikalabhängigen Reaktionen bzw. in einem fehlgeleiteten Immunsystem.

Arthrose – Gelenkerkrankung aufgrund von übermäßigen Verschleiß der Gelenke

Chondroitin – ein wichtiges Glucosaminglycan und wesentlicher Gelenknährstoff, der für die Beschaffenheit der Synovia von großer Bedeutung ist.

Gicht – Gelenkerkrankung des rheumatischen Formenkreises. Dabei wird Harnsäure vom Körper nicht ausreichend ausgeschieden und stattdessen in Gelenken abgelagert, führt dort zu Entzündungen und schließlich zum schmerzhaften Abbau.

Glucosamin – zuckerartiger, glukoseähnlicher Stoff, der wesentlicher Bestandteil vieler GAG ist. Daher gehört Glucosamin zu den wichtigsten Gelenknährstoffen. Es wird im Körper hergestellt, seine Produktion sinkt jedoch mit zunehmenden Alter.

Glucosaminglycane (GAG) – Polysaccharid aus glucoseähnlichen Zuckereinheiten (u. a. Glucosamin), bei Wasseraufnahme schleimbildend, wichtige Grundsubstanz für Knorpel und Gelenkschmiere und damit wesentlich bei Pflege und Gesundherhaltung der Gelenke

Hyaluronsäure – eine GAG und wichtiger Bestandteil von Knorpel und Gelenkschmiere (Synovia). Im Knorpel ist die Hyaluronsäure struktur-gebend (in Verbindung mit anderen Proteinen als „Bürstenform"), in der Synovia macht sie deren Viskosität (Schleimigkeit) aus.

Kollagen – wichtigstes Protein im Körper, Bestandteil von Knorpel, Knochen und auch Haut und Bindegewebe

Osteoporose – Knochenschwund: Erkrankung, bei der die Knochen immer mehr härtendes Material und damit ihre Stabilität und Festigkeit verlieren, vor allem eine Erkrankung von Frauen nach den Wechseljahren

Radikale, freie – Teilchen (Moleküle), die andere Moleküle oder Strukturen angreifen und zerstören können, entstehen im und auch außerhalb des Körpers, lassen in den angegriffenen Strukturen wiederum Radikale entstehen (Ausnahme: Antioxidantien). Radikale spielen vermutlich bei der Entstehung der Arthritis eine Rolle.

Rheuma – bessere Bezeichnung: Erkrankungen des rheumatischen Formenkreises: Krankheiten vor allem des Bewegungsapparates, aber auch anderer Körperbestandteile. Hintergrund ist meist ein Fehler des Immunsystems, der dazu führt, dass (vor allem) die eigenen Gelenke angegriffen und schließlich zerstört werden.

Synovia – Gelenkschmiere, die innerhalb der Gelenkkapsel zwischen den Knochenenden liegt und dort für den Schutz der Gelenke wichtig ist. Sie ist gleichzeitig die „Ernährerin" des Gelenkes, da dieses nicht durchblutet wird.

Bildverzeichnis

Sachverzeichnis

Literaturverzeichnis

Ärzte Zeitung online: „Hyaluronsäure schmiert Gelenke und reduziert Schmerzen",
   12.04.2006

Bässler, K.-H.; Golly, I.; Loew, D.; Pietrzik, K.: „Vitamin-Lexikon für Ärzte, Apotheker und
   Ernährungswissenschaftler", Urban & Fischer, 2002

Bruns, J.; Steinhagen, J.: „Der Knorpelschaden als präarthrotische Deformität –
   biologische Grundlagen", Deutsche Zeitschrift für Sportmedizin (2), 2000

Burgersteins Handbuch Nährstoffe, Haug Verlag, 2007

Faller, A.; Schünke, M.: „Der Körper des Menschen", Thieme Verlag, 2004

Fink, W.; Haidinger, G.: „Die Häufigkeit von Gesundheitsstörungen in zehn Jahren
   Allgemeinpraxis" Zeitschrift für Allgemeine Medizin (83), 2007

Fox, B. A.; Stephens, M. M.: „Glucosamine/chondroitin/primorine combination therapy
   for osteoarthritis", Drugs of today (1), 2009

Hahn, Andreas: „Nahrungsergänzungsmittel und ergänzend bilanzierte Diäten",
   Wissenschaftliche Verlagsgesellschaft mbH Stuttgart, 2006

Kirkham, S. G.; Samarasinghe, R. K.: "Review article: Glucosamine", Journal of
   Orthopaedic Surgery, (1); 2009

Leibold, Gerhard: „Arthrose – Kur für schmerzende Gelenke", Natur & Heilen (8), 2001

Leitzmann, C. et al: „Ernährung in Prävention und Therapie", Hippokrates Verlag, 2009

Mackert, Steffen: „Heilende Kraft", Zeit-Wissen-Magazin (6), 2007

Matsuno, H. et al: „Effects of an oral administration of glucosamine-chondroitin-
   quercetin glucoside on the synovial fluid properties in patients with osteoarthritis
   and rheumatoid arthritis", Bioscience Biotechnology and Biochemistry, (2), 2009

Oppermann, J.: „Glukosamin & Co – Balsam für Ihre Gelenke", Lebensbaum Verlag, 2005

Pavelka, K. et al: „Glucosamine sulfate use and delay of progression of knee
   osteoarthritis", Archives of Internal Medicine, (162), 2002

Reginster, J. Y. et al: „Long-term effects of glucosamine sulphate on osteoarthritis
   progression", Lancet (357), 2001

Tausche, A. et al: „Gicht – aktuelle Aspekte in Diagnostik und Therapie", Deutsches
   Ärzteblatt (106), 2009, DOI: 10.3238/arztebl.2009.0549

Yoshimura, M. et al: „Evaluation of the effect of glucosamine administration on
   biomarkers for cartilage and bone metabolism in soccer players ", International
   Journal of molecular medicine (24), 2009

- „Glucosamin ist ein wichtiger Baustein des Knorpels und der Innenhaut des Gelenks. Er sorgt für eine ausreichende Gelenkschmierbildung und damit für eine **reibungslose Gelenkfunktion.**"

Brigitte van Hattem, Medizinjournalistin,
auf www.sportmedizin.suite101.de

- „Glucosaminsulfat ist eine physiologische Substanz, für die eine gewisse **Verlangsamung der Arthroseprogression** nachgewiesen wurde. Das Nutzen-Risiko-Profil ljegt günstig.”

Prof. Dr. med. R. Jakob,
Chefarzt Orthopädische Klinik, Freiburg (CH)

- „Glucosamin als körpereigener Stoff **regt die Knorpelzellen zur Kollagenbildung an,** hemmt die Freisetzung von knorpelzerstörenden Enzymen und baut Entzündungsmediatoren ab.”

Sven-David Müller Nothmann,
„Handbuch der Vitalstoffe"

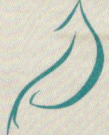